普通高等学校 "十四五" 规划医学实验教学示范中心新形态教材

丛书总主编◎董为人 安威

医学寄生虫学
实验教程

U0278729

主　编：彭鸿娟　梁韶晖　刘登宇

副主编：季旻珺　周怀瑜　程喻力　张　科

编　委：（按姓氏笔画排序）

王　维（安徽医科大学）　　　　季旻珺（南京医科大学）

王卫群（昆明医科大学）　　　　周怀瑜（山东大学）

王振生（北京协和医学院）　　　周春雪（山东大学）

孔庆明（杭州医学院）　　　　　赵利美（包头医学院）

邓胜群（安徽医科大学）　　　　柏雪莲（滨州医学院附属医院）

刘文权（温州医科大学）　　　　梁韶晖（温州医科大学）

刘登宇（广西医科大学）　　　　彭礼飞（广东医科大学）

刘新建（南京医科大学）　　　　彭鸿娟（南方医科大学）

牟　荣（贵州医科大学）　　　　程喻力（首都医科大学）

邱竞帆（南京医科大学）　　　　傅晓茵（广西医科大学）

邹伟浩（南方医科大学）　　　　魏海霞（广州医科大学）

张　科（贵州医科大学）

华中科技大学出版社
http://press.hust.edu.cn
中国·武汉

内 容 简 介

本书是普通高等学校"十四五"规划医学实验教学示范中心新形态教材。

本书内容分为实验总则、医学原虫、医学蠕虫、医学节肢动物、"理论＋实验"一体化翻转课堂、寄生虫病的实验室诊断六篇。

本书可供高等医药院校本科生教学使用，也可供成人教育和医学专科教育教学使用。

图书在版编目（CIP）数据

医学寄生虫学实验教程 / 彭鸿娟，梁韶晖，刘登宇主编. -- 武汉 ：华中科技大学出版社，2024. 8. --（普通高等学校"十四五"规划医学实验教学示范中心新形态教材). -- ISBN 978-7-5772-1181-7

Ⅰ．R38-33

中国国家版本馆 CIP 数据核字第 20242GR921 号

医学寄生虫学实验教程　　　　　　　　　　　　　　彭鸿娟　　梁韶晖　　刘登宇　　主编

Yixue Jishengchongxue Shiyan Jiaocheng

策划编辑：蔡秀芳

责任编辑：余　琼　毛晶晶

封面设计：廖亚萍

责任校对：朱　霞

责任监印：周治超

出版发行：华中科技大学出版社（中国·武汉）　　　　电话：(027)81321913
　　　　　武汉市东湖新技术开发区华工科技园　　　　邮编：430223

录　　排：华中科技大学惠友文印中心

印　　刷：武汉市洪林印务有限公司

开　　本：889mm×1194mm　1/16

印　　张：9.25

字　　数：270 千字

版　　次：2024 年 8 月第 1 版第 1 次印刷

定　　价：49.80 元

普通高等学校"十四五"规划医学实验教学示范中心新形态教材

编审委员会

网络增值服务

使用说明

欢迎使用华中科技大学出版社医学资源网 yixue.hustp.com

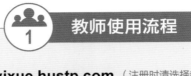 **教师使用流程**

（1）登录网址：**http://yixue.hustp.com** （注册时请选择教师用户）

注册 〉 登录 〉 完善个人信息 〉 等待审核

（2）审核通过后，您可以在网站使用以下功能：

下载教学资源　　建立课程　　管理学生　　布置作业　查询学生学习记录等

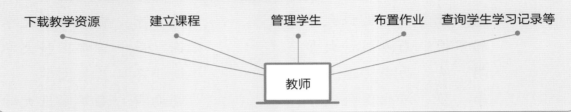

教师

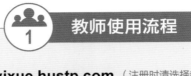 **学员使用流程**

（建议学员在PC端完成注册、登录、完善个人信息的操作）

（1）PC 端操作步骤

① 登录网址：http://yixue.hustp.com（注册时请选择普通用户）

注册 〉 登录 〉 完善个人信息

② 查看课程资源：（如有学习码，请在个人中心－学习码验证中先验证，再进行操作）

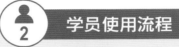

首页课程 〉 课程详情页 〉 查看课程资源

（2）手机端扫码操作步骤

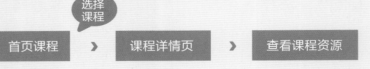

手机扫码 ⟶ 登录 ⟶ 查看数字资源

注册

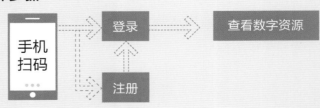

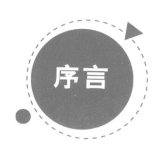

序言

基础实验中融合临床-科研思维
助力高质量医学人才培养

当今世界正经历百年未有之大变局,融合创新成为新时代的主旋律,中国高等教育理应成为融合创新的领航者,而现实是大学发展仍落后于社会的发展。医学本科教育亦是如此,尤其是基础医学教育,而基础医学教育直接关系着基础研究、基础医学拔尖人才的培养以及新医科的成败。

创新性人才的培养不是一蹴而就的,要让学生养成融合创新思维的习惯,而养成该习惯的最佳途径便是将习惯培养贯穿到每一个日常的实验项目中,即在实验过程中将知识、思维和素养无缝融入,这本身也是课程思政的重要内涵。

本系列教材由高等学校国家级实验教学示范中心联席会基础医学组组织全国基础医学教学领域优秀的资深一线教师编写而成。

本系列教材最显著的特点是引导学生在传统实验项目的基础上,基于融合思维(基础与临床和科研相结合),发现影响实验的因素(变量);或者与其他学科(尤其是临床医学类)密切关联,进行设计和实验,从而培养学生的科研素养,使学生能够学以致用。本系列教材设有部分综合性、设计性和创新性实验,在潜移默化中培养学生的科研素养,为其之后的学习、工作奠定基础。

本系列教材适合各类各层次的高校教学使用,各学校可根据本校人才培养定位和学情自行确定教学方案。

本系列教材为普通高等学校"十四五"规划医学实验教学示范中心新形态教材。教材的编写有幸得到兄弟院校各位专家和教授的鼎力支持。本系列教材的付梓凝结着各位编者辛勤的汗水,同时也特别感谢山东数字人科技股份有限公司、郑州国希望教学用品有限公司、成都泰盟软件有限公司的大力支持。

由于时间紧,编者来自全国各高校,书中不妥之处在所难免,恳请使用本系列教材的师生不吝赐教,提出宝贵意见和建议,以便再版时改进,携手打造一套基础实验融合临床-科研思维、符合教学实际的精品教材,为推进我国高质量医学人才培养贡献一份力量。

普通高等学校"十四五"规划医学实验教学
示范中心新形态教材编审委员会

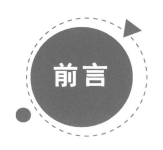

前言

为顺应高等医学教育的改革与发展,充分发挥基础医学实验教学在知识教育、能力和素质培养中的作用,实现创新型人才培养目标,高等学校国家级实验教学示范中心联席会基础医学组与华中科技大学出版社于2022年8月在海口会议上启动了本轮基础医学实验系列教材的编写工作。根据实验教材编写要求和"医学寄生虫学"实验教学的特点,按照在传承中创新,兼顾实验内容的系统性,教学方法服务于教学目标的思路,在教材结构上参照理论教材的框架,旨在介绍和探索常见寄生虫的实验室鉴定的基础知识,指引学生深入掌握、熟悉、了解各种寄生虫及其不同生活史阶段的形态结构、组织病理标本、病原学诊断的实验室操作等。

本实验教程主要针对大二或大三医学及医学相关专业的学生,提供显微实验、观察标本和实验诊断的操作练习。学生必须具备普通生物学、解剖学、组织胚胎学、生理学、病理生理学和免疫学的基础知识。全书共设六篇,前四篇共十一章,内容包括实验总则(第一章和第二章)、医学原虫(第三章至第六章)、医学蠕虫(第七章至第九章)、医学节肢动物(第十章和第十一章),第五篇介绍"理论+实验"一体化翻转课堂,第六篇介绍寄生虫病的实验室诊断。大多数章节以自学标本观察、示教标本观察和实验技术操作为引导,指导学生对实验标本进行深入学习,后附作业以起到复习和启发思维的作用。本实验教程还附有"理论+实验"一体化教案,可作为老师教学与学生学习的参考资料。

学生在实验室参加实践课程时,可以本实验教程为指引。在实验课中,针对过大、昂贵或罕见的标本,可以设置标本示教环节,作为自学标本环节的补充。学生不仅要完成标本的观察和鉴定,还需要掌握各种寄生虫感染的相关知识,如寄生虫的形态、生活史,寄生虫感染的致病机制、诊断方法、流行病学与防控等。

本实验教程的编写由十几所院校的医学寄生虫学教学科研一线专家合作完成,得到了华中科技大学出版社和本系列教材编写总主编的指导和帮助,同时得到了编者所在院校的支持,在此一并致以衷心感谢。鉴于编者学术水平和能力有限,本实验教程中难免有疏漏和不妥之处,恳请读者批评指正。

编 者

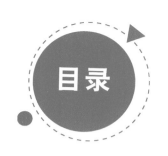

目录

▪第一篇 实验总则▪

第一章　实验室操作规程

医学寄生虫学实验是"医学寄生虫学"学习过程中的一个重要组成部分,通过实验室的观察可帮助学生直观地了解寄生虫引起疾病的形态学和病理学相关的知识。通过实验,学生将巩固和加深对理论知识的理解,掌握和熟悉寄生虫的形态、基本的实验技能和标本观察方法,培养实事求是的科学态度,获得独立工作的能力。实验培训会为学习后续课程奠定坚实的基础。

第一节　实验规则与注意事项

在实验室中,学生能够通过标本观察和实验技术操作,进一步理解、巩固和掌握理论知识,掌握寄生虫鉴定的基本技能。同时,学生必须遵守实验室的相关规章制度。

（1）实验课不得迟到,不得无故离开或旷课。

（2）在生物安全等级为Ⅱ级的实验室中,必须穿上隔离服,以防感染。

（3）实验室内禁止放置与实验无关的物品,为确保实验室的良好秩序,必须在上课时间保持安静,不许嬉笑、喧哗或随意走动。

（4）在进行实验之前,须仔细检查所有仪器、设备和标本,确保状态良好,有任何问题都应立即报告老师。不得随意更换或移动仪器和标本。

（5）操作应按照实验教程进行,仔细观察标本并做好记录,以了解其特征。任何用于大体观察或显微镜观察的示教标本都不允许随意移动,以免影响他人的观察,但可以调整光圈或精细焦点以获得更好的清晰度。

（6）必须注意实验室安全,保护实验室环境。当使用危险物质如感染性试剂时,应严格遵守操作程序,并小心采取防护措施。严禁随意丢弃传染源或病原体、动物尸体或粪便。

（7）实验室应始终保持清洁,严禁在实验室内吐痰、吸烟、饮食。实验结束后,学生应清理工作台和实验桌,检查标本和设备,并将其放回原处。如果有任何损失或损坏,应立刻向老师报告。在实验结束后,须做好实验室清洁,关闭门窗、水电。

（8）若发生任何事故,应立即报告。若发生严重事故,应及时求助。防止事故扩大、保护事故现场,人人有责。

（彭鸿娟）

第二节　实验程序和要求

1. 预习　在进行实验前,必须仔细阅读实验教程和理论教材的相关章节。在开始实践课之前,应了解实验的内容、目标、要求和操作方法。

2. 解说 老师只解说每次实验的安排和注意事项,以便学生有足够的时间进行独立操作和观察。

3. 独立操作和观察 在实验过程中,学生应严格遵守秩序,认真观察、做好记录。应对基本技能进行反复练习,以达到足够熟练的程度。

4. 示教 大部分实验有示教,这是为了让学生在有限的时间内学到更多的知识。

5. 实验报告 实验报告必须强调观察的科学性和记录的详细性,应按时提交给老师。老师批改后,学生应仔细阅读实验报告及批改内容,以提高实验质量。

6. 小结 实验结束后,必须注意本实验的主要结果和下一步的要求。

(彭鸿娟)

第三节　光学显微镜的使用与维护

普通光学显微镜由机械部分、照明部分和放大部分组成。复合光学显微镜的主要结构和部件如图 1-3-1 所示。

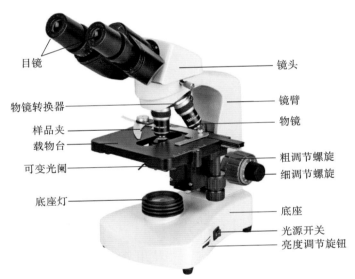

图 1-3-1　复合光学显微镜的构造

1. 低倍镜的使用

(1)检查:右手紧握镜臂,左手握住底座,轻轻放在工作台上。检查显微镜的每个部分,以确定它们是否处于良好状态和工作状态。若发现任何损坏或缺陷,都必须立即向老师报告。

(2)准备:将显微镜放在左侧,旋转粗调节螺旋使载物台稍微下降,使物镜和载物台之间的距离略微拉开。转动物镜转换器,将低倍镜头对准载物台中间的观察孔。

(3)光线:调节可变光阑,用眼睛通过目镜进行观察,旋转亮度调节旋钮调节亮度,直到视野明亮。

(4)载玻片放置:将载玻片的标本面朝上放置于载物台上,用样品夹夹紧,然后移动载物台,直到标本刚好在物镜下方。

(5)焦距调节:从物镜侧面观察,转动粗调节螺旋升高载物台,直到低倍镜接近载玻片(约 5 mm)。注意不要调节过度,以免载玻片被物镜压碎。调整粗调节螺旋或细调节螺旋以聚焦,直到载玻片上的图像清晰为止。

如果执行上述步骤后,仍看不到图像,则可能是由于以下原因造成。

①粗调节螺旋或细调节螺旋转得太快,错过了最佳焦距,可按上述过程再次聚焦。

②物镜未置于合适位置,可转动物镜转换器重新调整物镜位置,使其与观察孔对齐。

③标本不在视野中,可移动载玻片找到目标物。

④光线太强,尤其在观察透明标本或未染色标本时,可把光度调暗再观察。

2. 高倍镜的使用

(1)按照上述操作程序,用低倍镜找到,并聚焦得到清晰的图像。

(2)将要观察的目标物移向视野中央。

(3)从物镜侧面看,调整物镜转换器,将低倍镜转换为高倍镜。

(4)透过目镜观察,缓慢调节细调节螺旋,直到视野中看到清晰的图像。

如果执行上述步骤后,仍看不到图像,则可能是由以下原因造成。

①标本不在视野中,可移动标本到视野中央,直到看到目标物。

②标本正反面倒置而无法聚焦时,可将载玻片翻转。

③高倍镜和低倍镜的焦距不匹配,可直接换用高倍镜聚焦。从物镜的侧面看,转动粗调节螺旋,直到高倍镜非常靠近标本盖玻片。然后通过目镜观察,缓慢调节细调节螺旋,直到图像清晰为止。更换载玻片时,应先降低载物台,以免损坏镜头。

3. 油透镜的使用

(1)按照上述操作程序,先用低倍镜,然后用高倍镜,找到清晰的图像。

(2)将要观察的目标物移动到视野中央。

(3)降低载物台并将高倍镜移开,在标本中央滴一滴松柏油,换上油镜。从镜头的侧面看,升高载物台,直到油镜镜头浸没于松柏油滴中。一旦镜头接触到油滴,可以看到物体上有一道闪光。缓慢旋动细调节螺旋,直到看见清晰的图像。如果仍看不清楚,可按照上述步骤重新聚焦。

(4)找到目标物后,可旋转亮度调节旋钮,直到调至最合适的光线亮度。

(5)观察结束后,降低载物台,将物镜的位置切换到一边,并用擦镜纸清洁物镜。先用双层擦镜纸擦拭镜头,擦去松柏油后,用蘸有擦镜油(为二甲苯,或比例为7∶3的乙醚和乙醇混合物)的擦镜纸轻轻清洁,再用干净的擦镜纸擦拭1~2次。

(6)用上述方法清洁带有盖玻片的载玻片上的松柏油,而对于没有盖玻片的标本,可用一张擦镜纸盖住标本上的油滴,滴一滴擦镜油,然后将擦镜纸在标本表面拖过,重复几次,直到松柏油被完全擦掉。

4. 显微镜的注意事项和维护

(1)挪动显微镜时,必须右手握镜臂,左手托底座,以防镜片或其他部件掉落,切勿只用一只手来回摆动显微镜。

(2)显微镜应放置在距离桌子边缘至少5 cm的位置上,以避免显微镜掉落地面。

(3)必须严格按照程序操作,熟悉显微镜各部分的功能,以及粗、细调节螺旋的调节方向。调节粗调节螺旋或细调节螺旋时,应注意观察物镜,以防过度调节导致物镜被样品挤压损坏。

(4)观察液体标本时,应用盖玻片盖住,显微镜水平放置,以免镜头和显微镜被液体污染。

(5)粗调节螺旋和细调节螺旋应组合使用,不应在一个方向上过度调节。换镜头时,应将载物台降低,以避免压碎标本及损坏镜头。

(6)禁止随意拧下或更换目镜、物镜等。

(7)不可用手指、纱布、手帕或其他粗糙物体摩擦镜头,以免磨损镜头,在需要时可用擦镜纸擦拭。

(8)所有具有腐蚀性和挥发性的化学品和药物,如碘、乙醇、酸碱等,不可与显微镜接触,遭受污染时应立即清洗。

(9)实验结束后,须取出载玻片,用擦镜纸清洁镜头,并将物镜从聚光孔上移开,关闭电源,拔下电源线,放回显微镜盒。

（彭鸿娟）

第四节　显微测微尺的使用

在显微镜下观察寄生虫标本时,如需了解标本的大小,可使用显微测微尺来进行镜下测量。

1. 组成　显微测微尺包括目镜测微尺(ocular micrometer)和镜台测微尺(stage micrometer)两部分。

(1)目镜测微尺(简称目微尺):目微尺是一块可置于目镜光阑圈上的圆形薄片,中央有"一"字形、"十"字形或网格式刻度,"一"字形或"十"字形刻度通常划分为50格或100格,每小格的实际长度因显微镜类型或物镜放大率而异,因此在使用目微尺进行测量前,须先用镜台测微尺进行校正,核实一定条件下目微尺每小格代表的实际长度。

(2)镜台测微尺(简称台微尺):台微尺是一种特制的载玻片,中央有1 mm或2 mm长的刻度标尺,分成100格或200格,每格实长0.01 mm,即10 μm。台微尺是标准刻度尺,用于校正目微尺。

2. 安放　将一侧目镜取出,旋开目镜上方的透镜,将目微尺刻度朝下装在眼透镜和场透镜之间的光阑圈上,然后重新把旋下的透镜装回目镜,并将目镜插回镜筒中。将台微尺刻度朝上置于载物台上夹好,在镜下将刻度调整至视野中央,调焦至清晰。

3. 标定　移动台微尺并转动目微尺,使两尺的刻度线靠近并相互平行;找出两尺左边首次重合的刻度线,然后往右找到第二次重合的刻度线(图1-4-1),分别记录两条重合刻度线之间目微尺和台微尺的格数,根据公式计算目微尺每格所代表的实际长度。

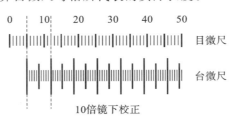

图1-4-1　显微标尺标定示意图

$$目微尺每格的实际长度(\mu m)=\frac{两条重合线间台微尺的格数}{两条重合线间目微尺的格数}\times 10\ \mu m$$

例如,两条重合线之间台微尺的格数为22格,目微尺的格数为34格,则目微尺每格所代表的实际长度为(22/34)×10 $\mu m\approx 6.47\ \mu m$。

为了减少测量误差,每种放大倍率下目微尺每格的实际长度应重复测量3次,求其平均值。一般来说,在物镜和目镜固定不变的情况下,每种放大倍率下的目微尺标定之后可以长期使用,只有在改变镜筒长度或更换物镜、目镜时,才有必要重新标定。

4. 测量　取下载物台上的台微尺,换上需要观察、测量的玻片标本,用已标定格值的目微尺进行测量。记录被测标本长度所占目微尺的格数,将格数与每格所代表的实际长度数值相乘即为被测标本的长度。根据所测得的虫体标本长轴、短轴或半径长度等数值,可应用相应公式求取出标本的面积、体积或核质比等。

第五节 寄生虫标本的类型和观察方法

寄生虫标本一般分为大体标本、针插标本和玻片标本三种类型,不同类型的标本需采用不同的方法进行观察。

1.大体标本 将寄生虫或宿主的组织器官浸泡于福尔马林中固定而成,一般包括体积较大的寄生虫、部分中间宿主以及有虫体寄生或由虫体寄生引起病变的组织标本。此类标本多用肉眼即可观察,少数需使用放大镜观察。观察时首先确认寄生虫的种类与发育阶段,然后仔细观察其大小、颜色和结构特点,或虫体引起的组织病理改变的特征等。

2.针插标本 一般为昆虫成虫标本,置于透明管中,此类标本中虫体上的鳞片或刚毛不易受损,虫体原有的色泽也能得到保持。一般用肉眼或放大镜观察,需注意虫体外部形态、颜色、大小、结构特征等。

3.玻片标本 一般为体积较小的不同发育阶段的蠕虫、原虫或节肢动物标本,包括用各种封藏剂封固的永久性玻片标本和用粪便、血液等涂片的临时性玻片标本,观察要点如下。

(1)包含较大虫体的标本,可在放大镜或解剖镜下观察;包含微小虫体或虫卵的标本则应在显微镜下观察。

(2)用显微镜观察时,先在低倍镜下找到所要观察的虫体,将其移至视野中央,再转换高倍镜观察其细微结构。很小的虫体(如原虫)标本则需使用油镜才能观察到具体的形态结构。

(3)由于寄生虫玻片标本的厚薄和标本内虫体大小不一致,观察标本时所要求的放大倍数和光线的强度亦有所不同,应根据标本情况随时做调整。一般来说,观察高倍镜、油镜下的标本或较厚的标本时,需要的光线较强;观察低倍镜下的标本或无色的标本时,光线宜调暗以增强对比度。

(4)观察临时性玻片标本时应注意,此类标本由含虫的液体滴涂于载玻片后覆以盖玻片制作而成,因此在观察时显微镜镜臂的倾斜度不宜太大,以免玻片中的液体流出而污染镜头或载物台;观察过程中需转换镜头时,也应注意避免镜头接触到盖玻片边缘可能外溢的液体。此类标本一般为粪便、血液、培养基等涂片,虫体(如虫卵)散布在载玻片上,观察时须按一定顺序浏览全片(图1-5-1),注意上一个视野和下一个视野至少保证相切,以免有所遗漏而影响检出结果。

(5)观察示教标本时,请勿移动玻片标本,只能利用细调节螺旋调节焦距,以免视野中央指针的指向发生偏移,影响其他同学对目标虫体的观察。

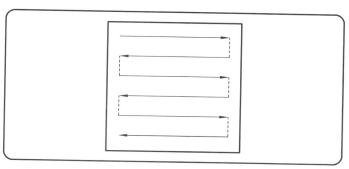

图 1-5-1 标本观察顺序示意图

(刘登宇)

第六节　实验报告

寄生虫学的实验内容以观察标本为主,真实准确地对所观察的标本进行记录,有助于加深对寄生虫形态结构的理解,强化记忆,同时培养学生的专注、认真思考和独立完成作业的能力。绘图是科学记录的方法之一,也是寄生虫学的基本实验技能。寄生虫学的实验绘图注重科学性和真实性,要求对所观察标本的颜色、大小比例和形态结构等进行如实记录,不可添加想象或进行艺术加工。具体要求如下。

(1)实验前准备好实验报告本和绘图笔(包括铅笔和彩笔),不宜用钢笔或圆珠笔绘图。

(2)绘图前先仔细观察标本,在观察多个标本的基础上,对标本结构有一定的认识后,综合形态特征进行绘图,力求客观准确,以符合实物为准。

(3)根据标本的特点选择不同的绘图方法:铁苏木精染色和无颜色的标本应选择铅笔点线图,用点和线勾画标本结构轮廓。点要圆,尽量大小均匀、整齐,可利用其疏密来表现立体感;线条要圆滑,无重叠现象。染色的或带颜色的标本则要求以彩笔绘图,颜色按所观察标本的实际情况来选择。

(4)所绘标本图形的外部形态,长、宽比例,其内部结构的位置和比例均应与镜下所观察的实物相一致,尤其需注意不同虫种的相同发育阶段之间(如不同种虫卵之间、不同种包囊之间)以及同一寄生虫不同发育阶段之间(如疟原虫环状体、大滋养体、裂殖体和配子体之间)的大小比例。

(5)所绘标本图形须进行规范的标注(图 1-6-1):标本名称写在图正下方,同时标明观察时的放大倍数;用文字注明结构时,从要标注的部位引出与图纸上下边缘平行的直线,结构的名称以中文(或英文)注于直线的末端。要求画面整洁、字迹清楚。

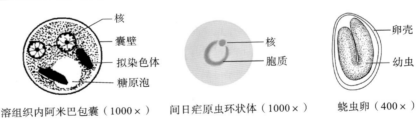

溶组织内阿米巴包囊(1000×)　　间日疟原虫环状体(1000×)　　蛲虫卵(400×)

图 1-6-1　实验报告绘图示范

(刘登宇)

第二章　标本的收集和保存

第一节　粪便标本的收集和保存

多数肠道寄生虫感染以在患者粪便中检出寄生虫的虫卵、幼虫、原虫滋养体或包囊等作为确诊依据。因此，正确收集和处理粪便标本对于从肠道寄生虫感染患者的阳性粪便标本中检出这些病原体十分重要。如果粪便放置过久、量不足或保存不当，会影响检查结果，导致假阴性结果和误诊。

一、粪便标本收集方法

为了确保患者能正确提供用于寄生虫感染病原学检查的粪便标本，医生应给患者提供图文并茂的粪便标本收集说明和合适的标本收集用品。标本收集用品应含有 1 个硬纸盒、1 个或多个装有固定液的玻璃瓶、1 根涂片棒。这些标本收集用品应放在实验室中随时提供给患者或医务人员使用。装有固定液的玻璃瓶应标记"有害"标志，以警告和保护患者。

粪便标本应用清洁的宽口容器收集。如用 250 mL 可密封的涂蜡防水硬纸盒收集粪便标本可防止水分的泄漏和丢失，也可用塑料或玻璃容器收集粪便标本。让受试者将粪便直接排泄到干净的收集容器内，不从厕所的水里、土壤或草地上收集，避免粪便标本被水、尿液或其他无关物质污染。因为水分对滋养体有损害，也可能使活微生物进入粪便标本；尿液也可影响滋养体的运动。

二、标本的收集量和类型

不同检查方法所需的粪便标本量是不同的。行常规检查时，送检粪便量为成形粪便 20～40 g，稀薄便 5～6 汤匙。而进行特殊检查（如离心或培养）时需留取全部粪便。

在出具寄生虫感染阴性报告前需做多次粪便标本检查。大多数蠕虫感染者的蠕虫卵是随粪便连续排出的，但多数原虫感染者的包囊排出具有间歇性，最好能间隔 2～3 天收集多份粪便标本。因此，仅对 1 份粪便标本进行检查未发现寄生虫，应谨慎报告为"阴性（无寄生虫）"。

通常建议每隔 2～3 天检查 3 份粪便标本。第 2 份标本应为正常粪便，第 3 份标本应在患者使用腹泻药（如硫酸镁）后收集。已证实，当只检查 1 份标本时，使用腹泻药后取样可增高检出率。当考虑是阿米巴痢疾却未检出病原体时，检查 6 份粪便标本（3 份正常粪便和 3 份使用腹泻药后的粪便）能有效提高检出率。当考虑是蓝氏贾第鞭毛虫感染时，如果发现前 3 份粪便标本检查均为阴性，则应该间隔数周后收集另外 3 份粪便标本。对于多次粪便检查阴性而临床上不能完全排除蓝氏贾第鞭毛虫感染的病例，使用十二指肠引流液检查可提高检出率。

三、标本检查的时间因素

标本采集、检查的时间和间隔是影响检查准确性的一个关键因素。水样等腹泻性粪便常可检出原虫滋养体,因原虫滋养体在外界极易死亡,故应在粪便排出后 30 min 内取样检查。如果粪便标本不能立即接受检查,应将其保存于合适的固定液中。对于稀薄粪便,也应在粪便排出后 1 h 内进行检查,或将其保存于合适的固定液中。对于成形粪便,可在数小时内或更长时间内进行检查,但应在收集粪便的当天完成检查,否则,标本应保存于固定液中或冰箱中(3～5℃)过夜。尽管滋养体可能因低温而死亡,但蠕虫卵和原虫包囊可在粪便中保持其正常形态几天或更长时间。粪便标本不应冷冻或置于培养箱中。保存在冰箱内的粪便标本几天后会变干燥,而存放在密封的玻璃容器内则可延长保存时间。当需要邮寄粪便标本或患者递交粪便标本需超过 1 天时间时,粪便标本应保存于合适的固定液中。

四、药物对寄生虫检查和鉴定的影响

患者在收集粪便标本前服用的一些药物可能影响对寄生虫的检查和鉴定。非吸收性的抗腹泻成分、抗酸剂和矿物油等都可能影响到寄生虫的检查。例如,胃肠道造影剂硫酸钡造成的摩擦,可破坏原虫的滋养体,硫酸钡的结晶体可干扰寄生虫的鉴定。因此进行寄生虫检查时,粪便标本取样应在服用硫酸钡后 1～2 周进行,而对于已做胆囊造影术的患者,粪便标本取样则应在 3 周后进行。四环素等抗生素能使粪便标本中的生物数目减少或消除数周或更长时间,因此也会影响到寄生虫的检查。

五、标本信息标签

所有采集的标本都需标注患者姓名、就诊卡号、年龄、性别、取样时间和医生姓名。在某些病例中,患者的临床情况、既往感染史或旅行史等资料有助于实验室内的标本检查。如果怀疑患者有特殊寄生虫感染,上述信息有助于实验室诊断。

六、粪便标本保存

如果新鲜的粪便标本需要很长时间才能送到实验室进行检查,则必须采取措施防止粪便标本被破坏和其中的寄生虫变形。粪便标本可储存于适当的容器内,以保持原虫的形态,防止虫卵或幼虫的发育和形态的改变。

固定液最好保存在 15～30 mL 带螺旋瓶盖的玻璃瓶中以防止漏出。粪便标本和固定液应以合适的比例混匀。每个玻璃瓶都应清楚地标注固定液名称,并画两条线标注所需粪便标本量的上限和下限,粪便标本与固定液的体积比例为 1∶3。应要求患者先将粪便收集到干净的宽口容器内,然后用收集箱内提供的工具挑取适量的粪便标本放于玻璃瓶内,与固定剂充分混合,添加粪便标本后固定液的液面应介于下线和上线之间。

四种常用的粪便标本固定液是聚乙烯醇(polyvinyl alcohol,PVA)固定液、Schaudinn 固定液、5%或 10%甲醛固定液、硫柳汞碘福尔马林(merthiolate-iodine-formalin,MIF)固定液。PVA 固定液适用于肠道原虫尤其是肠道原虫滋养体的保存,粪便标本和 PVA 固定液应按 1∶3 的比例混合。固定的标本在染色前可保存 2～3 个月。Schaudinn 固定液通常用来固定新鲜粪便肠道原虫做永久性涂片用。粪便标本取样后尽快做新鲜粪便涂片,粪便涂片应立即置入 Schaudinn 固定液中,固定至少 30 min。5%或 10%甲醛固定液可保存原虫包囊、蠕虫卵和幼虫,粪便标本可按 1∶3 的比例保存于 5%或 10%甲醛固定液中。用甲醛保存的粪便可通过标准的甲醛-乙酸(或乙醚)盐沉淀或硫酸锌漂浮法浓缩。用甲醛保存的粪便不适合做永久性染色涂片。

(梁韶晖)

第二节　寄生虫标本的运输和邮寄

邮寄生物标本必须遵守相关规则。通过邮政系统邮寄寄生虫标本必须仔细包装标本容器,避免渗漏而造成处理人员感染。

1. 液浸标本　将用5%或10%甲醛固定液等保存的标本,装于大小合适的玻璃瓶或塑料管(瓶)内,灌满保存液,不留空隙,盖紧瓶(管)塞,用蜡封口。随后,将之放于木箱内,四周可用软纸或棉花塞紧,将木箱装订严密,木箱表面标明瓶子朝上一端的记号,即可邮寄。

2. 干制标本　主要是干制昆虫标本,单个针插于玻璃管内或多只昆虫存放于玻璃瓶(管)内,同上法装于小木箱内邮寄。

3. 玻片标本　一般可将每2张玻片背对背地合并,然后在玻片两端用厚纸片或火柴梗隔开,每20～30张玻片用纸包好,用线(或橡皮筋)扎紧,同上述方法放在小木箱内邮寄;也可放在玻片标本盒内,在玻片之间用软纸或棉花塞紧,再装于小木箱内邮寄。应在标本盒内和小木箱内的四周空隙处适当地用软纸或棉花塞紧,以免震损标本。

4. 活体标本　邮寄活的蚊卵,须先将产在潮湿的滤纸上的蚊卵,置室温中48 h,待蚊卵发育成熟,才可将带有蚊卵的潮湿滤纸放入薄膜塑料袋里,然后置于信封内邮寄。蜱螨类活标本,可取一广口瓶,放入潮湿的沙土和一块有褶皱的滤纸,将蜱或螨放进瓶中,用棉花塞瓶口。然后另取一较大的广口瓶,瓶底垫以湿棉花,将装有活标本的瓶子放入此瓶内,塞上有缺口的软木塞(将软木塞两侧纵割一缺口),在缺口处塞以棉花。邮寄时,将广口瓶放在小木箱内,小木箱上应钻有通气孔。然后可按前述瓶(管)装标本装箱方法及标明记号再寄出。活的钉螺可用湿吸水纸包好,放在小竹筒内,周围塞些湿棉花,在竹筒四周扎几个小孔,竹筒开口的一端要蒙上两层纱布,外面再用胶布封严邮寄;也可将用几层湿纸包裹的钉螺放在小木箱内,木箱周围凿小孔,钉好小木箱,邮寄。

(梁韶晖)

第二篇 医学原虫(Medical Protozoa)

第三章　叶足虫(Lobosea)

第一节　致病性阿米巴

溶组织内阿米巴(*Entamoeba histolytica*)

【自学标本观察】

显微镜观察:溶组织内阿米巴滋养体和包囊。

【示教标本观察】

大体标本观察:病理标本(阿米巴痢疾患者肠壁溃疡)。

活体标本观察:活溶组织内阿米巴滋养体。

【实验技术操作】

包囊染色及滋养体体外培养。

一、自学标本观察

（一）溶组织内阿米巴滋养体〔显微镜观察〕〔图 3-1-1〕

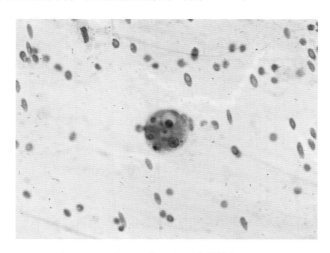

图 3-1-1　溶组织内阿米巴滋养体(1000×)

挑取阿米巴痢疾患者刚离体粪便的脓血部分,涂片经固定、铁苏木精染色,油镜下观察,滋养体形态不定,直径 12～60 μm,胞质中易辨认出透明的外质和颗粒状内质。内质中含有 1 个泡状核,直径 4～7 μm,在纤薄的核膜内缘可见单层整齐排列的核周染色质粒,粒状核仁居中,核膜与核仁之间有网状核纤丝相连。还可见数个食物泡,食物泡内含吞噬的红细胞,这些红细胞大小不等,呈黑色团块状,偶见白细胞。

(二)溶组织内阿米巴成熟包囊(显微镜观察)(图 3-1-2)

取慢性阿米巴痢疾患者或带虫者成形粪便,涂片经碘液染色。溶组织内阿米巴成熟包囊直径为 5～20 μm,低倍镜下观察,其很小,呈淡棕色或黄色,似油菜籽。高倍镜下其呈球形,核的结构同滋养体期,核的数目随成熟度不同而异。在未成熟 1 核或 2 核包囊中,可见棕红色糖原泡,拟染色体不着色,呈短棒状。在成熟 4 核包囊中,糖原泡和拟染色体均消失。

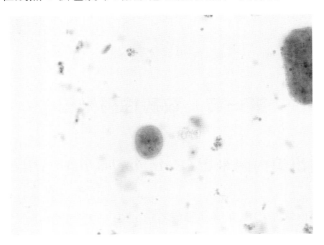

图 3-1-2　溶组织内阿米巴成熟包囊(1000×)

(三)溶组织内阿米巴未成熟包囊(显微镜观察)(图 3-1-3)

取慢性阿米巴痢疾患者或带虫者成形粪便,涂片经固定、铁苏木精染色。溶组织内阿米巴未成熟包囊呈深蓝色,不着色的囊壁呈厚度均匀一致的透亮圈。在未成熟 1 核或 2 核包囊中,可见深色短棒状拟染色体呈垂直或平行排列,糖原泡被溶解为空泡。

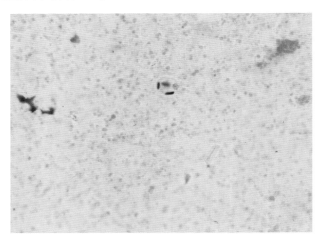

图 3-1-3　溶组织内阿米巴未成熟包囊(1000×)

二、示教标本观察

(一)阿米巴痢疾患者肠壁溃疡病理标本(显微镜观察)(图 3-1-4)

肠阿米巴病好发于回盲部、乙状结肠。急性阿米巴痢疾患者肠黏膜上可见多个散在分布、大小不等的小溃疡,边缘稍隆起。滋养体大量增殖破坏肠壁组织,溃疡深达黏膜下层,形成口小底大烧瓶样溃疡。溃疡间的肠黏膜组织结构正常。

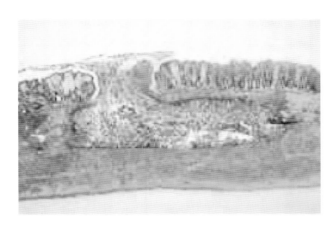

图 3-1-4　阿米巴痢疾患者肠壁溃疡病理标本（40×）

（二）活溶组织内阿米巴滋养体（显微镜观察）

取急性阿米巴痢疾患者脓血便及体外实验培养物,高倍镜(勿用油镜)下观察,活滋养体略大于白细胞,为一折光性活动小体,伸出单一伪足做定向运动。随着在外界停留时间的延长,虫体活力逐渐降低,运动变缓。注意:滋养体在外界存活时间很短,室温下仅保持活力 30 min。因此活虫体检查须及时送检。

三、实验技术操作

（一）包囊碘液染色法

1. 材料和试剂　成形粪便标本、显微镜、盖玻片、载玻片、竹签、碘片、碘化钾、生理盐水等。

卢戈碘液配制:先用碘化钾 10 g 溶于 100 ml 蒸馏水中,再将碘片 5 g 分次加入,溶解后储存于棕色瓶中。

2. 操作步骤

(1)在洁净的载玻片中心滴 1 滴生理盐水,取少许粪便标本涂成薄膜,加盖玻片覆盖。

(2)用滴管从盖玻片一侧滴加 1 滴卢戈碘液,待卢戈碘液自动渗入涂片后,在高倍镜下检查包囊。

（二）铁苏木精染色法

1. 材料和试剂　粪便标本、显微镜、载玻片、盖玻片、竹签、苏木精粉、50％乙醇、70％乙醇、80％乙醇、95％乙醇、蒸馏水、中性树胶、二甲苯等。

(1)苏木精原液配制:将苏木精粉 10 g 溶于 95％乙醇 100 ml 中,装入 250 ml 大口玻璃瓶内,加塞置室温中 6～8 周,使之充分氧化,待染液滴于水中呈鲜艳紫色即可。如将玻璃瓶晒于阳光下,每日振摇,可加速其氧化过程。

(2)苏木精工作液配制:苏木精原液与蒸馏水按照 1:19 配成 0.5％染液,室温下保存 3～6个月。

(3)铁明矾溶液配制:临用前,称取硫酸铁铵 2 g,溶于 100 ml 蒸馏水中,备用。

(4)碘-乙醇染液配制:在 70％乙醇中加数滴卢戈碘液,室温下存放。

(5)Schaudinn 固定液配制:饱和氯化高汞水溶液 2 份加 95％乙醇 1 份配成 100 ml,用前再加冰乙酸 5 ml,并加热至 40 ℃。

2. 操作步骤

(1)用竹签挑取少许粪便,按一个方向涂在洁净的载玻片上制成薄粪膜。

(2)立即放入 40 ℃ Schaudinn 固定液中 2 min。

（3）依次将标本放入碘-乙醇染液、70%乙醇和50%乙醇中各固定2 min,用细流水缓慢冲洗后,再用蒸馏水冲洗1次。

（4）置于40 ℃2%铁明矾溶液中2 min,细流水冲洗2 min。

（5）放入40 ℃0.5%苏木精工作液中染色5～10 min,流水冲洗2 min。

（6）放入冷的2%铁明矾溶液中褪色2 min。将载玻片置于显微镜下检查褪色情况（注意:观察时载玻片忌干燥）,如颜色偏深,应继续褪色,直至核膜、核仁均清晰可见。

（7）流水继续冲洗15～30 min,至标本呈蓝色,再用蒸馏水冲洗。

（8）依次在50%乙醇、70%乙醇、80%乙醇、95%乙醇（各重复1次）中分别脱水2 min。

（9）放入二甲苯中透明3～5 min,之后用中性树胶封片。

（10）染色后镜检,虫体胞质呈灰褐色,胞核及包囊拟染色体、溶组织内阿米巴滋养体食物泡吞噬的红细胞均被染成深色,糖原泡则被溶解成空泡状。

（三）溶组织内阿米巴滋养体的体外培养

根据培养基类型,溶组织内阿米巴滋养体体外培养方法有多种,这里介绍一种相对简单的洛克液鸡蛋血清培养基体外培养法。

1. 材料和试剂　小牛血清、粳米粉、NaCl、CaCl$_2$、KCl、NaHCO$_3$、葡萄糖、蒸馏水、鸡蛋4个等。

（1）洛克液成分:NaCl 9.0 g、CaCl$_2$ 0.2 g、KCl 0.4 g、NaHCO$_3$ 0.2 g、葡萄糖2.5 g、蒸馏水1000 ml,高压灭菌（110 ℃,15 min,其中CaCl$_2$单独灭菌）。

（2）无菌米粉:粳米粉每管20 mg经180 ℃烤箱消毒或高压灭菌。

（3）灭活血清:小牛血清（可用马血清替代）每管0.5 ml,56 ℃灭活30 min。

（4）洛克液鸡蛋血清培养基配制:先将70 ml洛克液加入锥形瓶中,待用。将4个鸡蛋用肥皂水洗净后,用70%乙醇擦拭鸡蛋外壳进行消毒。打破蛋壳,将全部蛋清和蛋黄加入锥形瓶中,加无菌玻璃珠充分摇动,分装至消毒试管内,每管5 ml,斜置。70 ℃加热1 h,凝固制成斜面,4 ℃过夜。次日,取出后110 ℃高压灭菌20 min。接种前,每管各加洛克液4.5 ml,灭活血清0.5 ml,无菌米粉20 mg,青霉素、链霉素各1000 U/ml。

2. 操作步骤

（1）用竹签挑取不同部位的粪便0.5 g（约黄豆大小）,在培养管壁上研碎并直接混于培养液中。

（2）将培养管呈直立状态移至37 ℃培养箱,经过24～72 h培养,吸取混浊液体涂片镜检。整个过程需无菌操作。天冷时应注意对镜台上的载玻片进行保温,高倍镜下观察,滋养体伸出伪足并做定向运动。

四、作业

绘制或拍摄溶组织内阿米巴滋养体和包囊,并注明结构。

（王　维）

第二节　非致病性阿米巴

【自学标本观察】

显微镜观察:结肠内阿米巴（*Entamoeba coli*）包囊。

【示教标本观察】

显微镜观察:迪斯帕内阿米巴（*Entamoeba dispar*）、布氏嗜碘阿米巴（*Iodamoeba butschlii*）和

微小内蜒阿米巴（*Endolimax nana*）。

一、自学标本观察

结肠内阿米巴（显微镜观察）如图 3-2-1 所示。

结肠内阿米巴滋养体直径为 20～50 μm，活动迟缓，伪足宽短。胞质呈颗粒状，内、外质分界不明显，食物泡中吞噬物含细菌、酵母及淀粉颗粒，但不含红细胞。铁苏木精染色可见核周染色质粒大小不一、分布不均，核仁稍大、偏位。

结肠内阿米巴包囊（图 3-2-1）直径为 10～35 μm 或更大，呈球形，核 1～8 个，未成熟包囊含较大糖原泡，偶见草束状拟染色体。成熟包囊多见 8 核。

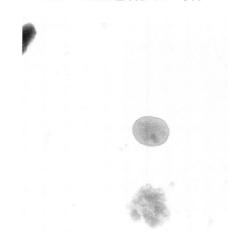

图 3-2-1　结肠内阿米巴包囊（1000×）

二、示教标本观察

（一）迪斯帕内阿米巴（显微镜观察）

迪斯帕内阿米巴与溶组织内阿米巴形态相似，基因型不同。迪斯帕内阿米巴滋养体的食物泡不吞噬红细胞，包囊只能在肠腔内发育成熟，1 核、2 核和 4 核包囊均具有感染性，可造成水源等环境污染。

（二）布氏嗜碘阿米巴（显微镜观察）

布氏嗜碘阿米巴滋养体直径为 6～25 μm，活虫体运动缓慢，伪足宽大。胞质颗粒粗大，食物泡中的吞噬物不含红细胞，偶见 1～2 个糖原泡。染色后核呈套环样结构，或似"光晕"，核仁粗大位于中央，外周被浅色染色质粒包绕形成内环，并与核纤丝及外环核膜相连，该特征性核结构具有鉴别意义。

布氏嗜碘阿米巴包囊形态不定，多呈类圆形，直径为 6～16 μm，囊壁薄，不着色。有大而圆的糖原泡，常把核挤向一边。一般为 1 核，染色质粒聚集形成的新月形的核仁常偏于一侧。糖原泡因对碘有高度亲和力，碘染色标本中糖原泡呈棕色团块，又称"碘包囊"。

（三）微小内蜒阿米巴（显微镜观察）

微小内蜒阿米巴滋养体直径为 6～12 μm，虫体活动迟缓，有透明的短小伪足。核型特殊，染色的胞核呈新月形，粗大核仁偏于一侧，无核周染色质粒，核膜与核仁之间有透亮空隙。

微小内蜒阿米巴包囊呈圆形或类圆形，直径为 5～10 μm，因不易着色而常不易辨认，成熟包囊为 4 核。

五种阿米巴包囊形态特征的比较见表 3-2-1。

表 3-2-1　五种阿米巴包囊形态特征的比较

特　征	溶组织内阿米巴 Entamoeba histolytica	结肠内阿米巴 Entamoeba coli	迪斯帕内阿米巴 Entamoeba dispar	布氏嗜碘内阿米巴 Iodamoeba butschlii	微小内蜒阿米巴 Endolimax nana
直径	5～20 μm（平均 12～15 μm）	10～35 μm（平均 15～25 μm）	与溶组织内阿米巴相似	6～19 μm（平均 10～12 μm）	5～10 μm（平均 6～8 μm）
形态	球形	呈球形、类圆形等形态	与溶组织内阿米巴相似	形态多变	球形、类圆形
核数目	成熟包囊 4 核，未成熟包囊 1～2 核	成熟包囊 8 核，偶见 16 核或更多，未成熟包囊 2 核及以上	与溶组织内阿米巴相似	成熟包囊 1 核	成熟包囊 4 核，未成熟包囊 2 核
核周染色质粒（染色标本）	核膜内缘的核周染色质粒细小、均匀分布，特征不明显	核膜内缘的核周染色质粒粗细不均，核仁稍大、偏位	与溶组织内阿米巴相似	无核周染色质粒	无核周染色质粒
核仁	小、致密，位于中央或稍偏位	大、致密或疏松，常偏位	与溶组织内阿米巴相似	核仁粗大，被挤在一侧，"篮球核"	比其滋养体核仁小，比其他阿米巴包囊核仁大
拟染色体	常见，呈短棒状	常见，呈草束状	与溶组织内阿米巴相似	无拟染色体	少见
糖原泡	成熟包囊中糖原泡消失，未成熟包囊中糖原泡呈棕红色	成熟包囊中糖原泡消失，未成熟包囊中糖原泡呈棕红色	与溶组织内阿米巴相似	大泡状	常消失

三、作业

（1）绘制或拍摄结肠内阿米巴成熟包囊，并注明结构。

（2）描述非致病性阿米巴的形态特征及鉴别要点。

（王　维）

第四章　鞭毛虫（Flagellates）

第一节　蓝氏贾第鞭毛虫（*Giardia lamblia*）

【自学标本观察】

显微镜观察：蓝氏贾第鞭毛虫滋养体。

【示教标本观察】

显微镜观察：蓝氏贾第鞭毛虫包囊。

【实验技术操作】

碘染制片检查粪便中的蓝氏贾第鞭毛虫包囊。

一、自学标本观察

蓝氏贾第鞭毛虫滋养体（显微镜观察）如图 4-1-1 所示。

蓝氏贾第鞭毛虫滋养体用油镜进行观察，进行铁苏木精染色。纵向剖开的滋养体呈倒置梨形，前端宽钝，后渐尖细。虫体背面隆起，两侧对称，腹面前半部内陷形成一个吸盘，借此吸附于宿主肠黏膜上，内有泡状核 1 对。两核间有基体复合体，自此发出前、后、腹侧及尾鞭毛 4 对。以前认为该虫有一对"轴柱"贯穿虫体，目前认为这种结构实际是尾鞭毛从虫体前端基体发出后，在体内延伸的部分，"轴柱"中部有一对逗点状或半月形的中央小体。

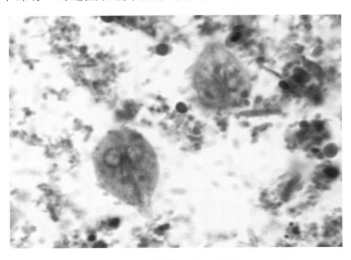

图 4-1-1　蓝氏贾第鞭毛虫滋养体（1000×）

二、示教标本观察

蓝氏贾第鞭毛虫包囊（显微镜观察）如图 4-1-2 所示。

蓝氏贾第鞭毛虫包囊用油镜进行观察，进行铁苏木精染色。包囊呈椭圆形，囊壁较厚，虫体及背景之间形成无法着色的间隙。未成熟的包囊 2 核，成熟包囊 4 核，多偏于一侧，偶可见黑色的丝状物和弯形的中体（一种早期结构）。

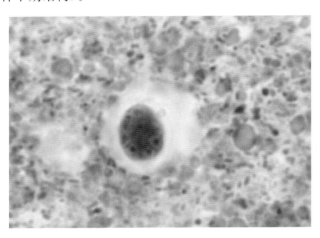

图 4-1-2　蓝氏贾第鞭毛虫包囊（1000×）

三、实验技术操作

碘染制片检查粪便中的蓝氏贾第鞭毛虫包囊，如下所示。

1. 材料和试剂　盖玻片、载玻片、碘液染色液一套、棉签、可疑粪便标本等。

2. 操作步骤

（1）在载玻片上滴加碘液 1 滴。

（2）取粪便标本涂成薄片后，加盖上盖玻片。

（3）在低倍镜下找到极小的椭圆形小点，再换高倍镜观察。蓝氏贾第鞭毛虫的包囊呈卵圆形，较小，多为黄绿色，囊壁较厚，囊内泡状核数目为 2～4 个，核常聚于一侧，囊内虫体除游离的自由鞭毛消失外其他结构与滋养体相同。

（4）一次涂片检查出的阳性率仅为 30%，故应反复多次检查来提高检出率。

四、作业

绘图作业：绘制铁苏木精染色的蓝氏贾第鞭毛虫包囊图，并注明重要结构名称。

（刘新建）

第二节　阴道毛滴虫（*Trichomonas vaginalis*）

【自学标本观察】

显微镜观察：阴道毛滴虫滋养体。

【实验技术操作】

直接涂片法检查阴道分泌物。

一、自学标本观察

阴道毛滴虫滋养体(显微镜观察)如图4-2-1所示。

阴道毛滴虫滋养体用油镜进行观察,进行吉姆萨染色。虫体为梨形、椭圆形或圆形(制作标本过程中涂片等因素可能导致虫体形态改变)。虫体前部有染成红色的泡状核,核上缘有一深紫色的毛基体,由此伸出5根鞭毛,即4根前鞭毛和1根后鞭毛,后鞭毛沿波动膜外缘呈波浪状向后延伸,末端不游离。波动膜仅位于虫体一侧,因虫体方位不同,需多观察几个虫体标本才能找到后鞭毛。虫体中央有1根轴柱,从前到后贯穿虫体,并从末端延伸至体外。在胞质内可以见到染成蓝色的颗粒。

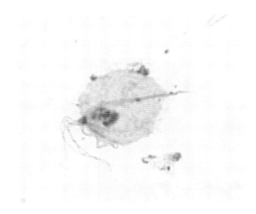

图4-2-1 阴道毛滴虫滋养体(1000×)

二、实验技术操作

阴道毛滴虫的直接涂片检查如下所示。

1.材料和试剂 盖玻片、载玻片、生理盐水、棉签等。

2.操作步骤

(1)用消毒棉签在受检者阴道后穹隆、子宫颈及阴道壁上取分泌物,或尿液沉淀物或前列腺液作为标本。注意:若天气寒冷,取样时应注意保温。

(2)用生理盐水与样本混合,再涂于载玻片上,进行显微镜检查。

(3)低倍镜下找到做螺旋式运动的圆形虫体,再换高倍镜观察滋养体活动的特征。

注意:观察时注意保温。虫体呈梨形,无色透明。胞核不明显,在后端可见伸出虫体的刺状轴柱。虫体做螺旋式运动时,可见挥动的鞭毛及做波浪状运动的波动膜。

三、作业

(1)绘图作业:绘制吉姆萨染色的阴道毛滴虫滋养体,并注明重要结构名称。

(2)课后作业:请查阅资料,常用的阴道毛滴虫检查方法有哪些?检查时应注意哪些事项?

(刘新建)

第三节 杜氏利什曼原虫(*Leishmania donovani*)

【自学标本观察】

显微镜观察:杜氏利什曼原虫无鞭毛体/利杜体。

【示教标本观察】

显微镜观察:杜氏利什曼原虫前鞭毛体(细滴型)。

大体标本观察:白蛉。

【实验技术操作】

穿刺检查无鞭毛体。

一、自学标本观察

杜氏利什曼原虫无鞭毛体/利杜体(显微镜观察)如图 4-3-1 所示。

杜氏利什曼原虫无鞭毛体/利杜体用油镜进行观察,进行瑞氏染色。无鞭毛体寄生于巨噬细胞内,虫体很小,呈圆形或卵圆形,胞质染色后呈淡蓝色或淡红色,内有一个大而明显的圆形核,呈淡紫色或红色。动基体位于细胞核旁,呈杆状或点状,较细小。

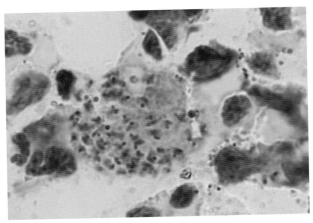

图 4-3-1　杜氏利什曼原虫无鞭毛体(1000×)

二、示教标本观察

(一)杜氏利什曼原虫前鞭毛体(显微镜观察)(图 4-3-2)

杜氏利什曼原虫前鞭毛体用油镜进行观察,进行吉姆萨染色。虫体细长呈梭形或长梭形,前端稍钝,后端尖细,大小为无鞭毛体的 5 倍以上。胞质染成蓝色或淡红色,胞核和动基体染成紫红色,胞核位于虫体中央,动基体位于虫体前部,基体在动基体之前,鞭毛即由此发出。

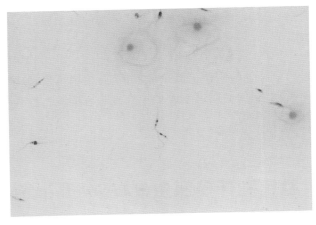

图 4-3-2　杜氏利什曼原虫前鞭毛体(1000×)

（二）白蛉（大体标本）（图 4-3-3）

白蛉是杜氏利什曼原虫的传播媒介。成虫似蚊,体长仅为蚊的 1/3 大小,呈黄褐色。头部有一对大而黑的复眼,全身密被细毛,胸向背面隆起,似驼背;有翅 1 对,腿 3 对,细长、多毛。

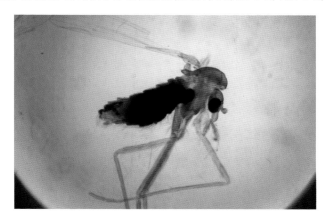

图 4-3-3　白蛉（40×）

三、实验技术操作

穿刺检查杜氏利什曼原虫的无鞭毛体。

1. 材料和试剂　盖玻片、载玻片、穿刺针、甲醇、吉姆萨染色液一套等。

2. 操作步骤

（1）骨髓穿刺检查:主要检查杜氏利什曼原虫无鞭毛体。常采用髂骨穿刺:患者侧卧,暴露髂骨部位,视患者年龄不同,选用 17～20 号带有针芯的无菌穿刺针,从髂骨前上棘后约 1 cm 处刺入皮下,针尖触及骨面时,再缓慢刺入骨内 0.5～1.0 cm,拔出针芯,接入 2 mL 注射器,抽取骨髓液。取少许骨髓液做涂片,甲醇固定,吉姆萨染色后油镜下检查。

（2）淋巴结穿刺:淋巴结穿刺检出率低于骨髓穿刺检查法,但操作简便、安全。穿刺部位一般选择腹股沟淋巴结。局部皮肤消毒后,左手拇指和食指捏住肿大的淋巴结,右手持干燥无菌 6 号针头刺入淋巴结,等待片刻后拔出针头,将针头内少量淋巴结组织液滴于载玻片上,涂片后染色检查。

四、作业

（1）绘图作业:绘制杜氏利什曼原虫无鞭毛体,尽可能找到寄生于巨噬细胞内的虫体,并注明重要结构。

（2）课后作业:根据杜氏利什曼原虫的生活史,阐明黑热病的主要临床特征及实验室诊断方法。

（刘新建）

第四节　锥虫(*Trypanosome*)

【示教标本观察】

显微镜观察:布氏锥虫(*Trypanosoma brucei*)、枯氏锥虫(*Trypanosoma cruzi*)。

（一）布氏锥虫（显微镜观察）（图4-4-1）

布氏锥虫用油镜进行观察，进行吉姆萨染色。布氏锥虫锥鞭毛体分为细长型和粗短型，胞质染成淡蓝色，核1个居中，呈红色或紫红色。动基体为点状，深红色；波动膜为淡蓝色，胞质内有异染颗粒，呈深蓝色。细长型的前端尖细，有一游离鞭毛，动基体位于虫体后部近末端；粗短型的游离鞭毛短或者鞭毛不游离，动基体呈腊肠形，位于虫体近后端。鞭毛起自基体，伸出虫体后，与虫体表膜相连。当虫体借助鞭毛运动时，表膜伸展，即为波动膜。

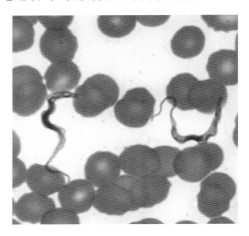

图4-4-1　布氏锥虫锥鞭毛体（1000×）

（二）枯氏锥虫（显微镜观察）

枯氏锥虫无鞭毛体存在于细胞内，呈圆形或椭圆形，有核和动基体，无鞭毛或有很短鞭毛。

（季旻珺）

第五章　孢子虫(Sporozoa)

第一节　疟原虫(*Plasmodium*)

【自学标本观察】

显微镜观察:间日疟原虫(*Plasmodium vivax*)环状体、裂殖体、配子体。

恶性疟原虫(*Plasmodium falciparum*)环状体、配子体。

【示教标本观察】

显微镜观察:间日疟原虫卵囊、子孢子。

【实验技术操作】

薄血膜涂片制作。

一、自学标本观察

疟疾患者外周血涂片经吉姆萨染色后,用光学显微镜进行观察,油镜下可见疟原虫核为红色,胞质呈蓝色,疟色素不着色,仍呈黄棕色。

(一)间日疟原虫

1. 滋养体期(显微镜观察)(图 5-1-1)

(1)小滋养体(环状体):虫体似红宝石戒指,故又称环状体,胞核呈亮红点,虫体胞质较少,呈蓝色环状,环的大小约为红细胞直径的 1/3。被寄生的红细胞无明显变化。

(2)大滋养体(阿米巴型):虫体继续发育,红色核明显增大,胞质伸出伪足,呈阿米巴样,蓝色胞质中可见空泡。被寄生的红细胞胀大,颜色变淡,细胞膜表面带有红色细小的薛氏小点。

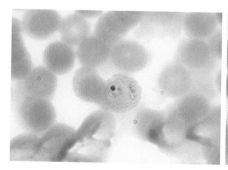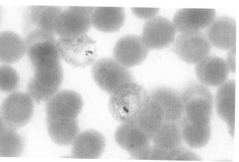

图 5-1-1　间日疟原虫滋养体(1000×)

2. 裂殖体期(显微镜观察)(图 5-1-2)

(1)未成熟裂殖体:虫体发育到一定阶段停止运动,核开始分裂。虫体变圆,疟色素持续增多,集中分布在胞质内。被寄生的红细胞的变化与大滋养体阶段相同,红细胞胀大,颜色变淡,有薛氏

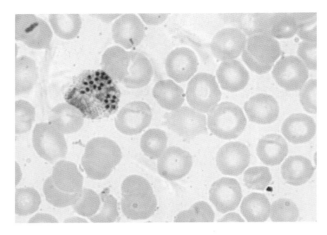

图 5-1-2　间日疟原虫裂殖体(1000×)

小点。

(2)成熟裂殖体:核分裂成 12～24 个,每个核的周围被胞质包绕形成 1 个裂殖子,虫体有 12～24 个裂殖子时即为成熟裂殖体,该期疟色素集中在虫体中央或一侧。

3. 配子体期(显微镜观察)(图 5-1-3)

(1)雄配子体:虫体呈圆形或椭圆形,稍大于正常的红细胞。核 1 个,较大、疏松,呈淡红色,多位于虫体中央。蓝色胞质丰富,疟色素分散。

(2)雌配子体:虫体呈圆形或卵圆形,较大,占满胀大了的红细胞。核 1 个,致密,深红色,多位于虫体的一侧。虫体胞质蓝色,疟色素沿虫体的边缘分布。

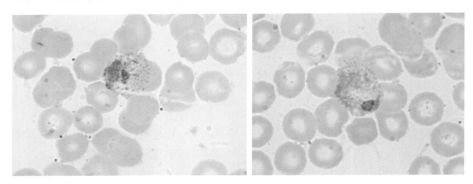

图 5-1-3　间日疟原虫雄配子体(左)和雌配子体(右)(1000×)

(二)恶性疟原虫

感染恶性疟原虫的患者,其外周血涂片一般只能检测到环状体及配子体。

1. 滋养体期(显微镜观察)(图 5-1-4)

环状体:虫体较小,环占红细胞直径的 1/6～1/5。核小,常见 2 个核,似耳机,或同一个红细胞内有 2 个或多个环状体。环状体多位于红细胞边缘。

2. 配子体期(显微镜观察)(图 5-1-5)

(1)雄配子体:呈腊肠形,两端钝圆,胞质为蓝色,略带红色,核疏松,呈淡红色,位于中央,疟色素呈黄棕色,分散在核周围。

(2)雌配子体:呈新月形,两端稍尖,胞质为蓝色,核深红色,致密,位于中央,疟色素呈棕褐色,在核周围较多。

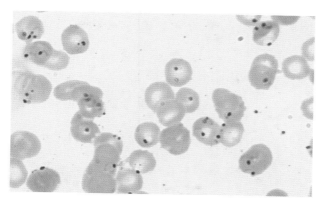

图 5-1-4　恶性疟原虫环状体(1000×)

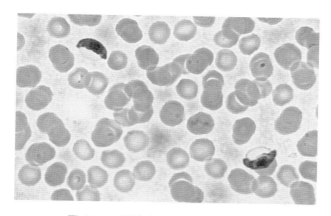

图 5-1-5　恶性疟原虫配子体(1000×)

二、示教标本观察

(一)间日疟原虫卵囊（显微镜观察）（图 5-1-6）

间日疟原虫卵囊用低倍镜进行观察,在蚊胃壁弹性纤维膜下有突出的圆形囊状物即卵囊,外周为囊壁。成熟时卵囊内含数十个乃至上万个细丝状子孢子。

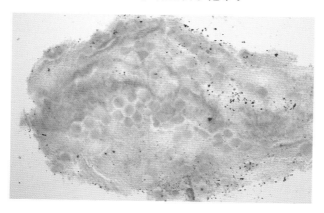

图 5-1-6　间日疟原虫卵囊(100×)

(二)间日疟原虫子孢子（显微镜观察）（图 5-1-7）

成熟的子孢子分布在蚊的血腔及涎腺内,虫体呈新月形,两端尖细,中间有核。经吉姆萨染色后,核为红色,胞质为蓝色。

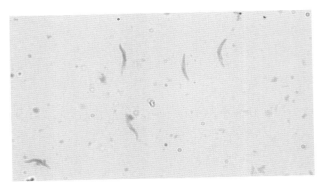

图 5-1-7　间日疟原虫子孢子（1000×）

（三）三日疟原虫（*Plasmodium malariae*）和卵形疟原虫（*Plasmodium ovale*）的红内期形态对比（表 5-1-1）

表 5-1-1　三日疟原虫和卵形疟原虫的红内期形态对比

项　目	环状体	大滋养体	裂殖体	雌配子体	雄配子体
三日疟原虫	红细胞内常见 1 个环状体；环粗壮，约为红细胞直径的 1/3，核 1 个	圆形、带状或大环状；空泡小或无；核 1 个；疟色素呈深褐色、粗大，常分布于虫体边缘	裂殖子 6～12 个；疟色素呈深褐色，在成熟裂殖体阶段疟色素常集中在虫体中央	与正常红细胞大小相近，圆形；胞质呈深蓝色；核小而致密，深红色，偏于一侧；疟色素多而分散	比正常红细胞略小，圆形；胞质呈浅蓝色；核大而疏松，淡红色，位于中央；疟色素分散
卵形疟原虫	同三日疟原虫	虫体较三日疟原虫大，圆形，空泡不明显；核 1 个；疟色素少而粗大	裂殖子 6～14 个；疟色素呈棕黄色	虫体似三日疟原虫，疟色素似间日疟原虫	虫体似三日疟原虫，疟色素似间日疟原虫

三、实验技术操作

薄血膜涂片的制作如下。

1. 材料和试剂　伯氏疟原虫感染小鼠、载玻片、推片、蜡笔、瑞氏-吉姆萨染液、磷酸盐缓冲液、洗瓶、白瓷盘、废液缸、吸水纸、染色架等。

2. 操作步骤

（1）血涂片制作：将伯氏疟原虫感染小鼠剪尾，推片刮取 10 μl（一小滴）血液。推片下缘平抵载玻片的中线，当血液在载破片与推片之间向两侧扩展至约 2 cm 宽时，使两张载玻片保持 25°～35°角，迅速向前推成舌状薄血膜，自然干燥。

（2）划线：用蜡笔在薄血膜两端画线，以防染色时染液外溢。

（3）染色：将血涂片平放在白瓷盘的染色架上，滴加染液 3～5 滴，使其覆盖整个薄血膜，染色

0.5～1 min;滴加等量或稍多的磷酸盐缓冲液,轻轻晃动载玻片,混匀,染色 5～10 min。

（4）冲洗:在水池边进行冲洗,将载玻片倾斜,自载玻片一端用洗瓶缓缓冲洗。

（5）镜检:将载玻片放入吸水纸之间印干,先用低倍镜寻找视野,再用油镜观察。

四、作业

（1）绘图作业:绘制或拍摄两种常见的疟原虫红内期形态,并标注其结构。

（2）课后作业:简述如何根据形态学特征,区分红内期间日疟原虫与恶性疟原虫。

（邱竞帆）

第二节　刚地弓形虫(*Toxoplasma gondii*)

【自学标本观察】

显微镜观察:刚地弓形虫速殖子。

【示教标本观察】

显微镜观察:刚地弓形虫包囊。

【实验技术操作】

刚地弓形虫速殖子的吉姆萨染色。

一、自学标本观察

刚地弓形虫速殖子(显微镜观察)如图 5-2-1 所示。

刚地弓形虫速殖子用油镜进行观察,进行吉姆萨染色。刚地弓形虫速殖子外形为香蕉形或半月形,大小为(4～7) μm ×(2～4) μm,一端较尖,另一端钝圆;一侧较扁平,另一侧较弯曲。胞质蓝色,紫红色胞核一个,位于虫体中部。假包囊是指内含多个速殖子的有核细胞。

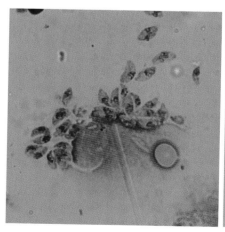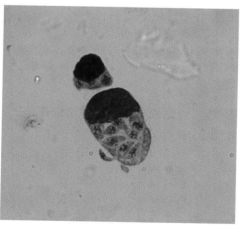

图 5-2-1　刚地弓形虫速殖子(1000×)

二、示教标本观察

刚地弓形虫包囊(显微镜观察)如图 5-2-2 所示。

刚地弓形虫包囊呈圆形或椭圆形,直径 5～100 μm,具有一层富有弹性的囊壁。囊内含有数个至数百个缓殖子。

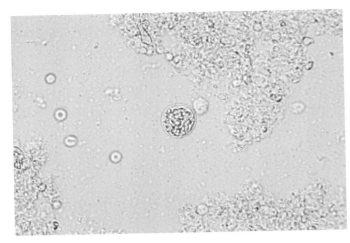

图 5-2-2　刚地弓形虫包囊(400×)

三、实验技术操作

刚地弓形虫速殖子的吉姆萨染色如下所示。

1.材料和试剂　刚地弓形虫速殖子悬液、甲醇、载玻片、盖玻片、吉姆萨染色液、磷酸盐缓冲液、中性树胶等。

2.操作步骤

(1)将刚地弓形虫速殖子悬液滴加于载玻片,晾干。

(2)加入 200～400 μl 甲醇(具体使用量以能盖住载玻片为准),固定 10 min。

(3)固定结束后,吸弃残余液体。

(4)用蜡笔画出染色范围。

(5)取 200～400 μl 吉姆萨染色液,滴加于载玻片上,完整覆盖染色区,在室温下染色 30 min。

(6)弃染液,用磷酸盐缓冲液洗脱。

(7)晾干后,加盖玻片,用中性树胶封片。

(8)将玻片置于显微镜下,用低倍镜找到视野,油镜下观察速殖子形态。

四、作业

(1)绘图作业:绘制或拍摄刚地弓形虫速殖子,并标注虫体形态结构。

(2)课后作业:查阅文献资料,简述弓形虫病诊断方法的研究进展。

(邱竞帆)

第三节　微小隐孢子虫(*Cryptosporidium parvum*)

【自学标本观察】

显微镜观察:微小隐孢子虫卵囊。

【示教标本观察】

显微镜观察:微小隐孢子虫卵囊。

一、自学标本观察

微小隐孢子虫卵囊(显微镜观察)如图 5-3-1 所示。

微小隐孢子虫卵囊标本取自隐孢子虫病患者粪便,涂片经改良抗酸染色后,于油镜下观察。卵囊呈圆形或椭圆形,直径为 $3\sim5\ \mu m$,卵囊内含 4 个子孢子,呈香蕉形,残余体 1 个。卵囊及内部的子孢子染成玫瑰红色,残余体通常为暗黑色。因排列位置不同,有的卵囊内子孢子清晰可分。涂片中有时可见与卵囊颜色相同的颗粒,须仔细鉴别。

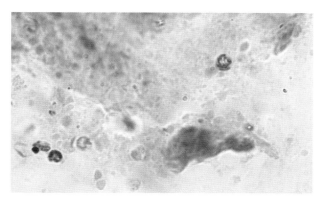

图 5-3-1 微小隐孢子虫卵囊(1000×)

二、示教标本观察

微小隐孢子虫卵囊(显微镜观察):同自学标本观察。

三、作业

(1)绘图作业:绘制或拍摄微小隐孢子虫卵囊,并标注虫体形态结构。
(2)课后作业:结合隐孢子虫卵囊的结构,谈一谈为何隐孢子虫容易经水传播。

(邱竞帆)

第六章 纤毛虫(Cilliates)

结肠小袋纤毛虫(*Balantidium coli*)

【自学标本观察】

显微镜观察:结肠小袋纤毛虫滋养体和包囊。

(一)结肠小袋纤毛虫滋养体(显微镜观察)

结肠小袋纤毛虫滋养体呈椭圆形或卵圆形,大小为(50~200)μm×(40~70)μm,无色透明,前端略尖,后端钝圆,全身披有纤毛,运动活泼。胞质中食物泡含吞噬细菌和食物碎片,2个伸缩泡分别位于虫体中部和后部。铁苏木精染色标本中,可见2个实质核,大核呈肾形,小核呈圆形,位于大核凹陷部。

(二)结肠小袋纤毛虫包囊(显微镜观察)

结肠小袋纤毛虫包囊呈圆形或椭圆形,直径为50~70μm,淡黄色或淡绿色,囊壁厚而透明,虫体表面纤毛消失,大核和伸缩泡较明显。

(王 维)

第三篇　医学蠕虫(Medical Helminthes)

第七章 吸虫(Flukes)

第一节 血吸虫(*Schistosoma*)

日本血吸虫(*Schistosoma japonicum*)

【自学标本观察】

大体标本观察:福尔马林固定成虫(雄虫、雌虫、雌雄合抱)瓶装标本。

显微镜观察:成虫(雄虫、雌虫、雌雄合抱)、虫卵、尾蚴。

【示教标本观察】

大体标本观察:成虫标本、中间宿主钉螺标本、成虫寄生肠系膜标本等。

显微镜观察:毛蚴、胞蚴、童虫和病理组织切片。

【实验技术操作】

毛蚴孵化法查日本血吸虫感染。

一、自学标本观察

(一)日本血吸虫成虫(卡红染色)(图 7-1-1)

1. 雄虫 虫体较粗短,平均长 10～20 mm,圆柱状,常向腹侧弯曲呈镰刀状。口吸盘小,位于虫体前端,口、腹吸盘相距较近,后者突出呈杯状,腹吸盘后为抱雌沟的始端。自腹吸盘后虫体向两侧伸展,并向腹面卷曲形成抱雌沟。

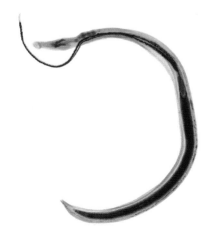

图 7-1-1 日本血吸虫成虫(雌雄合抱)

口吸盘中央为口,向后为食道及肠管,无咽。肠支在腹吸盘后缘水平处分成左、右支,至体后1/3处汇合为1支,肠管末端为单一盲端。睾丸多为7个,椭圆形,呈串珠状排列于腹吸盘之后虫体背面。

2. 雌虫 虫体细长,平均长12～28 mm,圆柱形,前半段纤细,后半段较粗。口、腹吸盘较小,不明显。消化系统的肠管至卵巢后方合为1支盲管至虫体末端,其余同雄虫。

雌虫虫体中部稍后可见一长椭圆形的卵巢,卵巢之前为长而直的管状子宫,内含虫卵。卵巢之后直到虫体末端,有棕黄色滤泡状腺体围绕于肠管周围,即卵黄腺。

3. 雌雄合抱 雌、雄虫常呈合抱状态,细长的雌虫处于粗短雄虫的抱雌沟内,其头端和尾端常伸出抱雌沟外。

(二)日本血吸虫卵（显微镜观察）（图7-1-2）

日本血吸虫卵玻片标本:成熟虫卵呈椭圆形,淡黄色,平均大小为89 μm×67 μm。卵壳薄而均匀,无卵盖,卵壳一侧有一逗点状的侧刺。取自患者粪便的虫卵的卵壳表面往往附有坏死组织残渣而不易见到侧刺。成熟卵内含有1个发育成熟的毛蚴。在毛蚴与卵壳之间可见大小不一、油滴状、折光性强的毛蚴分泌物。

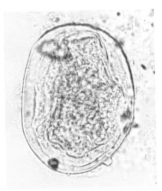

图7-1-2 日本血吸虫卵(400×)

(三)日本血吸虫尾蚴（显微镜观察）（图7-1-3）

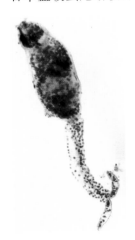

日本血吸虫尾蚴玻片标本:尾蚴是血吸虫的感染阶段,大小为(280～360)μm×(60～95)μm,虫体分体部和尾部,体部呈长梨形,尾部长,又分尾干和尾叉,为叉尾型尾蚴。体部前端特化为头器,其中央有一大的单细胞头腺;口孔位于虫体前端正腹面,腹吸盘位于虫体后部1/3处,几乎不着色,由发达的肌肉构成,具有较强的吸附能力。体中后部左右对称排列着5对单细胞钻腺,其中2对位于腹吸盘前,称前钻腺,内含粗大的嗜酸性分泌颗粒;3对位于腹吸盘后,称后钻腺,内含较细的嗜碱性分泌颗粒。前、后5对钻腺分别由5对腺管通向体前端,分左、右两束伸入头器,并开口于头器顶端。

二、示教标本观察

(一)日本血吸虫成虫（大体标本观察）

标本采自感染兔肠系膜静脉,并浸泡在10%甲醛中,小瓶装固。

1. 雄虫 虫体较粗短,平均长10～20 mm,圆柱状,常向腹侧弯

图7-1-3 日本血吸虫尾蚴

曲呈镰刀状。乳白色。虫体前端较细,口、腹吸盘不易看出。自腹吸盘后虫体向两侧伸展,并向腹面卷曲形成抱雌沟。

2. 雌虫 虫体细长,平均长 12~28 mm,前部较后部更细,口、腹吸盘较雄虫的小,不明显。虫体后部常因肠管内含消化宿主红细胞后残留的物质而呈灰褐色。

3. 雌雄合抱 雌虫处于雄虫的抱雌沟内,雌、雄虫常呈合抱状态。

（二）日本血吸虫幼虫（显微镜观察）

1. 日本血吸虫毛蚴(卡红染色,玻片标本)(图 7-1-4) 先用肉眼查找红色小点,然后于低倍镜下观察。

日本血吸虫毛蚴略呈梨形,前宽后窄,平均大小为 99 μm×35 μm。虫体周身被有纤毛,前端有一锥形的顶突(钻孔腺)。体内前部中央有一袋状的顶腺,开口于顶突,顶腺两侧稍后各有 1 个长梨形的侧腺,开口于顶腺开口的两侧。体后部有许多胚细胞。毛蚴借助体前端的顶突和顶腺的分泌作用,主动侵入钉螺体内。

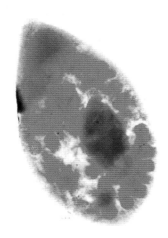

图 7-1-4 日本血吸虫毛蚴

2. 日本血吸虫胞蚴(卡红染色,玻片标本)(图 7-1-1-5) 包括母胞蚴和子胞蚴两种虫期。

母胞蚴呈腊肠形,体壁薄,体内充满被染成红色的胚细胞。感染时间较短的子胞蚴呈长袋状,前端较尖,活体时前端可运动;随着感染时间的延长,子胞蚴呈腊肠形,可由多节组成。子胞蚴体内由于感染时间的不同可出现被染成红色的胚细胞、胚胎和不同成熟程度的尾蚴等。

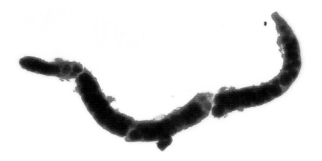

图 7-1-5 日本血吸虫胞蚴

3. 日本血吸虫童虫(卡红染色,玻片标本)

(1)皮肤型童虫:外形呈曲颈瓶状,大小约为 63.3 μm×32.4 μm。

(2)肺型童虫:外形纤细,肠管透明,大小约为 128.8 μm×23.2 μm。

(3)肝门型童虫:外形可呈曲颈瓶状、腊肠形、延伸状等,肠管开始向体后侧汇合并延伸,内出现黑褐色颗粒;生殖器官逐渐发育成熟。

（三）钉螺（大体标本观察）（7号小瓶装标本）（图7-1-6）

湖北钉螺属两栖淡水螺类，是日本血吸虫的唯一中间宿主。钉螺为雌雄异体，呈暗褐色或黄褐色，有一个螺旋式的螺壳，呈圆锥形，类似于螺丝钉，长5～9 mm，宽3～4 mm。壳口呈卵圆形，螺体有6～8个右旋的螺层。平原地区的钉螺螺壳表面有直棱，称为肋壳钉螺；山丘地区钉螺表面光滑无直棱，称为光壳钉螺。

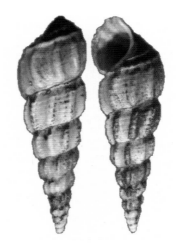

图7-1-6　湖北钉螺

（四）病理标本

1. 血吸虫成虫寄生在肠系膜的病理标本（大体标本观察）　用10%甲醛固定，瓶装标本。

血吸虫成虫寄生在兔肠系膜静脉内的标本（瓶装标本）（图7-1-7）：肉眼观察，雌雄合抱的成虫寄生于肠系膜静脉中，雄虫粗短，呈乳白色；雌虫细长，呈黑褐色。

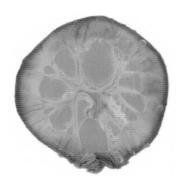

图7-1-7　血吸虫成虫寄生在兔肠系膜静脉内

2. 血吸虫病肝硬化病理标本（大体标本观察）（图7-1-8）　标本采自血吸虫病兔，用10%甲醛固定，瓶装标本。肉眼观察，病兔肝脏表面凹凸不平，由于大量虫卵沉积引起肝硬化，肝表面可见弥散的灰白色虫卵结节，切面在静脉周围有灰白色树状纤维索。

3. 血吸虫病肝组织病理切片（显微镜观察）（图7-1-9）

（1）急性虫卵结节：虫卵周围有大量的嗜酸性粒细胞、中性粒细胞浸润及以虫卵为中心向四周发出的放射状嗜酸性细棒状物质沉积。

（2）慢性虫卵结节：虫卵已死亡或钙化，虫卵周围可见到上皮样细胞，异物巨细胞聚集和纤维细胞增生等。

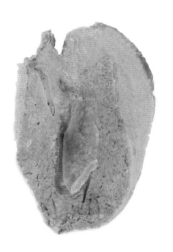

图 7-1-8 血吸虫病肝硬化病理标本

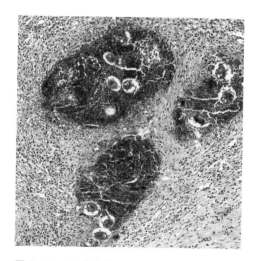

图 7-1-9 血吸虫病肝组织病理切片(400×)

三、实验技术操作

毛蚴孵化法查日本血吸虫感染如下。

1. 原理 成熟虫卵在适宜条件下,24~48 h 可孵出毛蚴,且毛蚴具有向光性、向上性,多在水面表层做直线运动。

2. 材料和试剂 粪便标本、载玻片、生理盐水、量筒、三角烧瓶、去氯水、吸管、放大镜、显微镜等。

3. 操作步骤

(1) 取新鲜受检粪便约 30 g,先经水洗沉淀法浓集处理,将沉渣倒入 500 ml 三角烧瓶中,加清水(自来水要去氯)至瓶口。

注意:检查所用的粪便要新鲜,以免虫卵死亡。

(2) 置于 25~30 ℃、光照条件下孵化 12~24 h,一般 4 h 即可有毛蚴孵出,用肉眼或放大镜观察结果。

注意:孵化时要用去氯水,用河水、井水时,经煮沸待凉后再用。最好在较亮的前侧光线下,以深色为背景,眼睛平视瓶颈部进行观察。孵出的毛蚴主要根据以下特征辨认:①针尖大小,约 0.1 mm,长圆形,大小一致;②半透明,灰白色,有折光性;③做直线的斜向或横向运动;④一般在水面下1～4 cm处。若未见毛蚴孵出,每隔4～6 h观察1次,观察2～3次。

（3）用吸管吸取瓶口的溶液滴于载玻片上,在显微镜下观察。毛蚴体表披棘毛,前端突出。

注意:池水或湖水可能含有其他原生生物,它们游动时呈摇摆或旋转状,注意与毛蚴进行鉴别。

（4）对所有物品进行消毒,避免实验室污染。

四、作业

（1）绘图作业:绘制或拍摄日本血吸虫成虫、虫卵,并标注成虫、虫卵的形态结构。

（2）课后作业:查阅资料,谈谈我国消除血吸虫病工作中凝练了哪些"中国方案"？向全世界贡献了哪些"中国经验"和"中国智慧"？

（周怀瑜）

曼氏血吸虫(*Schistosoma mansoni*)和
埃及血吸虫(*Schistosoma haematobium*)

【自学标本观察】
大体标本观察:曼氏血吸虫和埃及血吸虫成虫。
显微镜观察:曼氏血吸虫和埃及血吸虫卵。

【示教标本观察】
大体标本观察:曼氏血吸虫和埃及血吸虫中间宿主。
显微镜观察:曼氏血吸虫和埃及血吸虫尾蚴。

一、自学标本观察

（一）曼氏血吸虫

1. 成虫(卡红染色,玻片标本观察)(图7-1-10) 雌雄异体,虫体前端有口、腹吸盘。雄虫长约10 mm、宽1 mm,体表有粗结节。雌虫较雄虫细长,长7～17 mm,宽0.25 mm,体表无结节。雄虫卷曲形成抱雌沟,雌虫常蜗居于抱雌沟中。

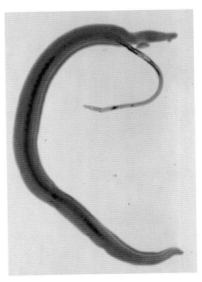

图7-1-10　曼氏血吸虫成虫(雌雄合抱)

2. 曼氏血吸虫卵（显微镜观察）（图 7-1-11） 曼氏血吸虫卵玻片标本中可见虫卵呈长椭圆形，棕黄色，大小为(112~175) μm×(45~68) μm，卵壳表面粗糙，具有明显的侧棘，无卵盖，卵内含发育胚或成熟的毛蚴。

（二）埃及血吸虫

1. 成虫（卡红染色，玻片标本观察）（图 7-1-12） 雌雄异体，虫体前端有口、腹吸盘。雄虫长7~14 mm，宽 1 mm，体表有细结节。雌虫较雄虫细长和柔软，体表光滑，长 16~20 mm，宽 0.25~0.3 mm。雄虫卷曲形成抱雌沟，雌虫常蜗居于抱雌沟中。

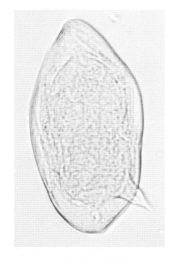

图 7-1-11 曼氏血吸虫卵（400×）

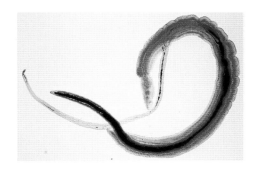

图 7-1-12 埃及血吸虫成虫（雌雄合抱）

2. 埃及血吸虫卵（显微镜观察）（图 7-1-13） 埃及血吸虫卵玻片标本中可见虫卵呈纺锤形，淡棕黄色，大小为(80~185) μm×(40~70) μm，一端有小棘，无卵盖，成熟虫卵内含有一毛蚴。

二、示教标本观察

（一）尾蚴（显微镜观察）

1. 曼氏血吸虫尾蚴玻片标本（图 7-1-14） 叉尾型尾蚴，长为 280~360 μm，分为体部和尾部，尾部又分为尾干和尾叉。

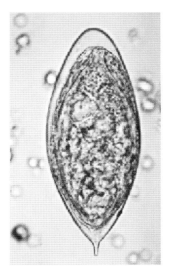

图 7-1-13 埃及血吸虫卵（400×）

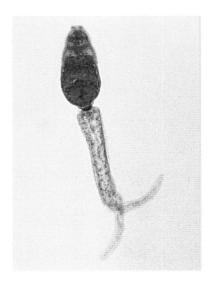

图 7-1-14 曼氏血吸虫尾蚴

2. 埃及血吸虫尾蚴玻片标本（图 7-1-15） 叉尾型尾蚴，分为体部和尾部。体部呈梨形，长 0.24 mm、宽 0.1 mm，有吸盘和头部腺体，以帮助附着和渗透皮肤。

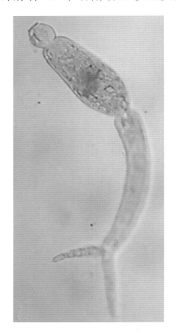

图 7-1-15 埃及血吸虫尾蚴

（二）中间宿主（大体标本观察）

1. 曼氏血吸虫中间宿主双脐螺标本（图 7-1-16） 双脐螺为专一性淡水水生螺，雌雄同体，广泛分布于非洲和美洲，是曼氏血吸虫重要的中间宿主之一。外壳呈圆盘状，螺层在一个平面上旋转，少数种类螺旋部升高。外壳左旋或右旋。壳面光滑或有龙骨，有的种类壳内有隔板。无厣；触角细长，呈线状，眼位于触角基部。

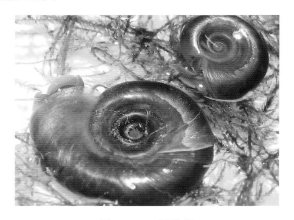

图 7-1-16 双脐螺

2. 埃及血吸虫中间宿主水泡螺标本（图 7-1-17） 水泡螺是埃及血吸虫的中间宿主。外壳左旋，无口盖，触角呈丝状。

三、作业

绘图作业：绘制或拍摄曼氏血吸虫和埃及血吸虫的虫卵，并标注虫卵的形态结构。

（周怀瑜）

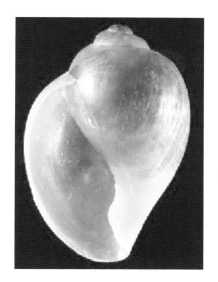

图 7-1-17　水泡螺

第二节　肝吸虫 (Liver Flukes)

华支睾吸虫 (*Clonorchis sinensis*)

【自学标本观察】

显微镜观察：华支睾吸虫成虫、华支睾吸虫卵、鱼肌肉中华支睾吸虫囊蚴。

【示教标本观察】

显微镜观察：华支睾吸虫成虫；病理标本(华支睾吸虫寄生于肝内胆管)。

大体标本观察：华支睾吸虫第一中间宿主淡水螺，第二中间宿主淡水鱼、虾。

【实验技术操作】

鱼肌肉压片检查囊蚴。

一、观看教学录像

观看教学录像《华支睾吸虫病》。

二、自学标本观察

(一)显微镜观察标本：华支睾吸虫成虫（图 7-2-1）

1. 体态　成虫外形呈葵花籽状；虫体较薄，半透明，前端较细，后端钝圆；虫体长 10～25 mm，宽 3～5 mm。

2. 消化系统　虫体最前端为口吸盘。口位于口吸盘中央，下接咽及短的食道，然后分叉为两个肠支，延伸至虫体的末端形成盲端，有口无肛门。腹吸盘在虫体前 1/5 处，口吸盘略大于腹吸盘。

3. 生殖系统　雌雄同体。两个睾丸呈分支状，前后排列于虫体的后 1/3，被染成深红色。受精囊大而呈囊状，位于睾丸之前。卵巢边缘分叶，位于睾丸之前，染成深红色。卵巢与腹吸盘之间是盘曲充满虫卵的子宫。卵黄腺在虫体中部的两侧，染成棕黄色。生殖孔在腹吸盘前方。

(二)显微镜观察标本：华支睾吸虫卵（图 7-2-2）

华支睾吸虫卵在寄生于人体的蠕虫卵中最小，长 27～35 μm，宽 12～20 μm。在低倍镜下其大

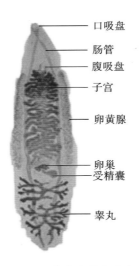

图 7-2-1　华支睾吸虫成虫

口吸盘
肠管
腹吸盘
子宫
卵黄腺
卵巢
受精囊
睾丸

小和形态似一粒芝麻,高倍镜下如西瓜籽。卵壳较厚,黄褐色。卵的一端有小盖,另一端有一小疣。卵内有一毛蚴。

（三）显微镜观察标本：鱼肌肉中华支睾吸虫囊蚴（图 7-2-3）

鱼肌肉中华支睾吸虫囊蚴呈椭圆形或圆形,囊壁较薄,内含幼虫,排泄囊内含微细折光颗粒。高倍镜下可见口、腹吸盘。

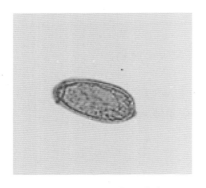

图 7-2-2　华支睾吸虫卵

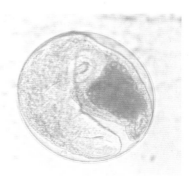

图 7-2-3　华支睾吸虫囊蚴

三、示教标本观察

（一）华支睾吸虫成虫标本（图 7-2-4）

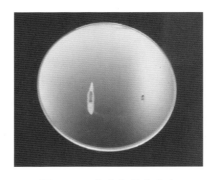

图 7-2-4　华支睾吸虫成虫

华支睾吸虫成虫的外形呈葵花籽状；虫体较薄，半透明；前端较细，后端钝圆，虫体长 10～25 mm，宽 3～5 mm。

（二）病理标本（华支睾吸虫寄生于肝内胆管）（图 7-2-5）

华支睾吸虫寄生于肝内胆管，用 10％甲醛固定，瓶装样品。样品中肝内胆管内有多条华支睾吸虫成虫。

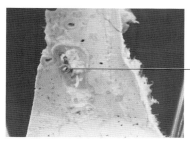

华支睾吸虫成虫

图 7-2-5 华支睾吸虫寄生于肝内胆管

（三）华支睾吸虫中间宿主标本

1. 华支睾吸虫第一中间宿主淡水螺（图 7-2-6） 用 10％甲醛固定，瓶装样品，样品内可见白色的沼螺。

2. 华支睾吸虫第二中间宿主淡水鱼、虾（图 7-2-7、图 7-2-8） 用 10％福尔马林固定，瓶装标本。华支睾吸虫第二中间宿主为淡水鱼和虾，淡水鱼中最常见的为麦穗鱼。

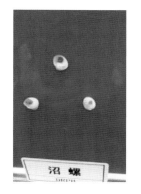

图 7-2-6 沼螺

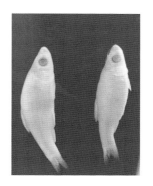

图 7-2-7 麦穗鱼

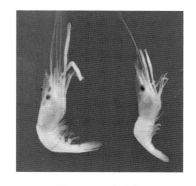

图 7-2-8 淡水虾

四、实验技术操作

鱼肌肉压片法检查囊蚴（粪便生理盐水直接涂片法）如下所示。

1. 材料和试剂 麦穗鱼、小剪刀、小镊子、载玻片、细线等。

2. 操作步骤

（1）将感染有华支睾吸虫囊蚴的鲤科淡水鱼（常用麦穗鱼）放在洁净的培养皿内。

（2）小剪刀轻轻刮去鱼鳞，然后用小镊子撕去鱼皮，从鱼背部取肌肉一小块（绿豆粒大小，囊蚴主要分布在鱼体背部及肛区至尾鳍的基部），放在两载玻片间用力压薄。

（3）用细线将载玻片两端扎紧。

（4）将扎好的载玻片放在显微镜载物台上，低倍镜下观察囊蚴形态，当发现疑似目标时，切换到高倍镜，观察详细的形态。注意与其他吸虫（如猫后睾吸虫等）的囊蚴相鉴别。

（5）对所有物品进行清洗，避免实验室污染。

五、作业

(1)绘图作业:绘制华支睾吸虫卵和成虫的镜下标本,并标注结构。

(2)课后作业:华支睾吸虫在我国的主要流行区有哪些? 主要影响因素是什么?

(柏雪莲)

第三节　肺吸虫(Lung Flukes)

卫氏并殖吸虫(*Paragonimus westermani*)

【自学标本观察】

显微镜观察:卫氏并殖吸虫成虫、卫氏并殖吸虫卵和卫氏并殖吸虫囊蚴。

【示教标本观察】

病理标本观察:卫氏并殖吸虫病肺脏病理切片。

显微镜观察:卫氏并殖吸虫成虫。

大体标本观察:卫氏并殖吸虫中间宿主。

【实验技术操作】

痰液氢氧化钠消化法检查卫氏并殖吸虫卵。

一、自学标本观察

(一)卫氏并殖吸虫成虫〔图 7-3-1〕

卫氏并殖吸虫成虫虫体肥厚,呈椭圆形,腹面扁平,背面隆起,长宽比例为 2∶1。口、腹吸盘大小相近,口吸盘位于虫体前端,腹吸盘位于虫体中线之前。消化系统退化,有口无肛门。雌雄同体,生殖系统的卵巢、子宫并列于腹吸盘两侧;两睾丸分支如指状,并列在虫体后 1/3 处。卵黄腺密集分布于虫体两侧。

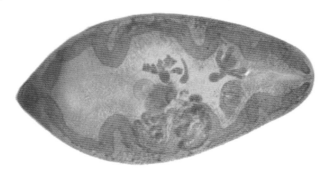

图 7-3-1　卫氏并殖吸虫成虫

(二)卫氏并殖吸虫卵〔图 7-3-2〕

卫氏并殖吸虫卵呈金黄色、椭圆形,左右多不对称,近卵盖端较宽,大小为$(80\sim118)\,\mu m\times(48\sim60)\,\mu m$。卵盖大,扁平,常略倾斜,有时可见缺盖虫卵。卵壳厚薄不匀,卵盖对侧多明显增厚。卵内含有 1 个卵细胞和 10 余个卵黄细胞。

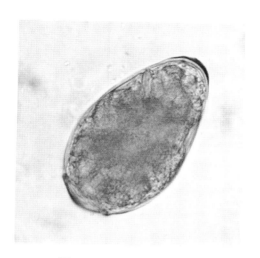

图 7-3-2 卫氏并殖吸虫卵

（三）卫氏并殖吸虫囊蚴（图 7-3-3）

低倍镜下卫氏并殖吸虫囊蚴为圆形,有内、外两层囊壁,可见排泄囊、口吸盘、腹吸盘和弯曲的肠支。

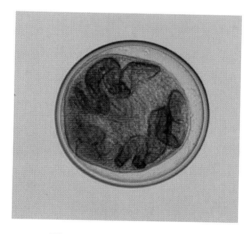

图 7-3-3 卫氏并殖吸虫囊蚴

二、示教标本观察

（一）病理标本观察

卫氏并殖吸虫病肺脏病理切片:支气管壁上出现许多肉眼可见的虫卵(图 7-3-4)。

（二）显微镜观察

卫氏并殖吸虫成虫标本:成虫虫体肥厚,呈椭圆形,腹面扁平,背面隆起,体长 7.5~12 mm,宽 4~6 mm,厚 3.5~5 mm,形如半粒黄豆。雌雄同体,生殖系统的卵巢、子宫并列于腹吸盘两侧;两睾丸分支如指状,并列在虫体后 1/3 处。

（三）大体标本观察

卫氏并殖吸虫中间宿主:第一中间宿主为川卷螺,第二中间宿主为石蟹或蝲蛄。

三、实验技术操作

痰液氢氧化钠消化法检查卫氏并殖吸虫卵如下所示。

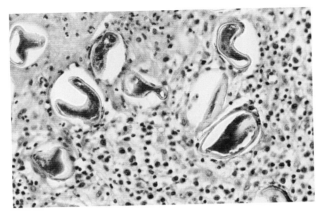

图 7-3-4　卫氏并殖吸虫病肺脏病理切片

1. 材料和试剂　盖玻片、载玻片、10％NaOH 溶液等。

2. 操作步骤　收集患者 24 h 痰液于量杯内，加入等量的 10％NaOH 溶液，摇匀，静置 6～8 h，自然沉淀或离心沉淀后，倾去上清液，取沉渣镜检。

四、作业

（1）绘图作业：绘制或拍摄卫氏并殖吸虫成虫和卫氏并殖吸虫卵，并标注形态结构。

（2）课后作业：请结合卫氏并殖吸虫生活史，谈谈如何降低卫氏并殖吸虫感染率。

（周春雪）

斯氏并殖吸虫（*Paragonimus skrjabini*）

【自学标本观察】

显微镜观察：斯氏并殖吸虫成虫。

【示教标本观察】

显微镜观察：斯氏并殖吸虫成虫。

一、自学标本观察

斯氏并殖吸虫成虫标本（图 7-3-5）可见成虫虫体窄长，梭形，大小为(11～18.5) mm×(3.5～6.0) mm。腹吸盘位于虫体前 1/3 处，略大于口吸盘。卵巢呈珊瑚状分支。子宫盘曲成团，与卵巢并列分布。睾丸两个，呈分叶状，并列于虫体中后部。

二、示教标本观察

显微镜观察斯氏并殖吸虫成虫标本：体形较卫氏并殖吸虫窄长，两端较尖，宽长之比约为 1：(2.4～3.2)，最宽处在腹吸盘水平。腹吸盘大于口吸盘，腹吸盘多位于体前 1/3 与中 1/3 交界处。卵巢分支细而多。

三、作业

卫氏并殖吸虫和斯氏并殖吸虫在形态、生活史和诊断方法上有何异同？

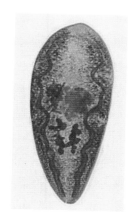

图 7-3-5　斯氏并殖吸虫成虫

（周春雪）

第四节　肠吸虫(Intestinal Flukes)

布氏姜片吸虫（*Fasciolopsis buski*）

【自学标本观察】

显微镜观察:布氏姜片吸虫卵和布氏姜片吸虫成虫。

【示教标本观察】

显微镜观察:布氏姜片吸虫成虫。

大体标本观察:布氏姜片吸虫中间宿主。

一、自学标本观察

(一)布氏姜片吸虫成虫（图 7-4-1）

布氏姜片吸虫成虫虫体硕大,肥厚,形似姜片,体长 20～75 mm,宽 8～20 mm,厚 0.5～3 mm。口吸盘小,直径约为 0.5 mm。腹吸盘靠近口吸盘,较口吸盘大 4～5 倍,肉眼可见。消化道开口于口吸盘,咽和食道很短,后分成两肠支呈波浪形向后延伸形成盲囊。两睾丸高度分支,呈珊瑚状,前后排列于虫体后部;卵巢在睾丸前;充满虫卵的子宫盘曲在腹吸盘与卵巢之间;卵黄腺呈颗粒状,在虫体两侧。

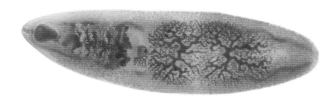

图 7-4-1　布氏姜片吸虫成虫

(二)布氏姜片吸虫卵（图 7-4-2）

布氏姜片吸虫卵淡黄色,卵圆形,大小约为 135 μm×85 μm。卵壳薄而均匀,一端有不明显的卵盖,卵内含有 1 个卵细胞及 20～40 个卵黄细胞。

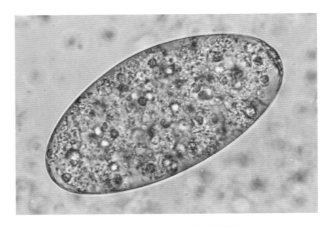

图 7-4-2　布氏姜片吸虫卵

二、示教标本观察

（一）显微镜观察

布氏姜片吸虫成虫标本：口吸盘较小，呈圆形，位于虫体前端。腹吸盘较大呈漏斗状，肌肉发达，距口吸盘较近。子宫盘曲于腹吸盘和卵巢之间，卵巢呈分支状，两侧的卵黄腺较发达。一对睾丸高度分支，呈珊瑚状，前后排列于虫体后端。两肠管位于虫体两侧，向后呈波浪状弯曲直至末端，末端为盲端。

（二）大体标本观察

观察姜片虫的中间宿主扁卷螺，传播媒介水生植物如菱角、荸荠、茭白等。

三、作业

（1）绘图作业：绘制或拍摄布氏姜片吸虫成虫和虫卵，并标注形态结构。
（2）课后作业：布氏姜片吸虫成虫具致病作用的形态结构有哪些？

（周春雪）

第八章 绦虫(Cestodes)

第一节 曼氏迭宫绦虫(*Spirometra mansoni*)

【自学标本观察】

大体标本观察:曼氏迭宫绦虫成虫;曼氏迭宫绦虫裂头蚴。

显微镜观察:曼氏迭宫绦虫头节。

【示教标本观察】

大体标本观察:病理标本(寄生于蛇、蛙体内的裂头蚴)。

【实验技术操作】

蛙腓肠肌中裂头蚴检查。

一、自学标本观察

(一)曼氏迭宫绦虫成虫(大体标本观察)(图 8-1-1)

标本浸泡在 10%福尔马林溶液中。

肉眼观察:虫体长 60~100 cm,呈白色、带状。头节细小呈指状,其背腹两侧各有一条纵行的吸槽。颈部细长。链体上的节片一般宽大于长,但远端的长宽几乎相等,成节与孕节结构基本一致,每个节片中部可见凸起的子宫。

(二)曼氏迭宫绦虫裂头蚴(大体标本观察)(图 8-1-2)

肉眼观察:虫体长 10~30 cm,白色,头端膨大,与成虫头节相似,中央有一明显凹陷,后端钝圆,体不分节但具横皱纹。活体时能伸缩式活跃蠕动。

(三)曼氏迭宫绦虫头节(显微镜观察)(图 8-1-3)

低倍镜下观察:头节呈指状,有着色较浅的纵行吸槽。

二、示教标本观察

寄生于蛇、蛙体内的裂头蚴瓶装标本见图 8-1-4。

三、实验技术操作

蛙腓肠肌中裂头蚴检查如下所示。

1. 材料和试剂 野生青蛙、蜡盘、小锥子、眼科剪、尖头

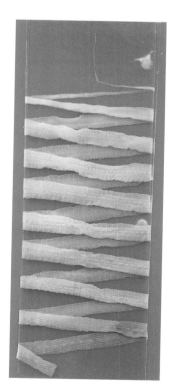

图 8-1-1 曼氏迭宫绦虫成虫

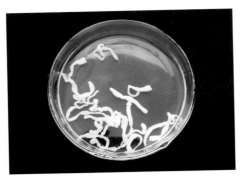

图 8-1-2　曼氏迭宫绦虫裂头蚴

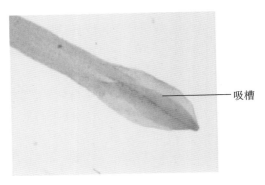

吸槽

图 8-1-3　曼氏迭宫绦虫头节

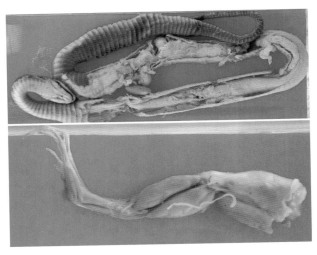

图 8-1-4　寄生于蛇、蛙体内的裂头蚴

镊等。

2. 操作步骤　操作准备：选择四周有池塘、水沟和稻田，村民多养猫狗的村庄，捕捉野生青蛙备用。

（1）用小锥子自青蛙颈椎孔插入，处死青蛙。将青蛙置于仰卧位，四肢伸展固定于蜡盘上，自青蛙腹部剪开皮肤，剥去全身皮肤。

（2）按一定顺序在青蛙肌肉束间寻找白色，长 10～30 cm 的可疑物（裂头蚴），重点检查蛙大腿内侧区域肌肉。

（3）如发现蛙肌肉中有白色的可疑物，立即用尖头镊沿肌纤维纵向分离，尽量将完整虫体取出。

（4）以尖头镊将白色虫体夹入盛生理盐水的玻璃平皿中，肉眼观察虫体形态、颜色和活动能力，也可于解剖镜下进一步观察其形态特点，并测量、记录其长度。

注意：裂头蚴具有感染性，实验中要严格戴手套、口罩等个人防护用品，实验后严格消毒处理，防止感染操作者和污染实验环境。

四、作业

课后作业：人是怎样被裂头蚴感染的？

（张　科）

第二节　猪带绦虫（*Taenia solium*）

【自学标本观察】

大体标本观察：猪囊尾蚴；猪带绦虫孕节。

显微镜观察：带绦虫卵；猪带绦虫成节；猪带绦虫孕节。

【示教标本观察】

大体标本观察：猪带绦虫成虫；病理标本（猪囊尾蚴寄生于猪心）。

显微镜观察：猪带绦虫头节。

【实验技术操作】

猪肉组织压片查猪囊尾蚴。

一、自学标本观察

（一）猪囊尾蚴（大体标本观察）（图 8-2-1）

肉眼观察：猪囊尾蚴呈乳白色，椭圆形，半透明，黄豆般大小，囊内充满囊液，其内有一小白点，即为未翻出的头节，猪囊尾蚴头节的形态特征与成虫头节相同。

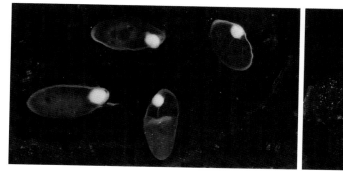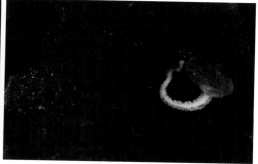

图 8-2-1　猪囊尾蚴头节未翻出及翻出后形态

（二）带绦虫卵（显微镜观察）（图 8-2-2）

高倍镜下观察：带绦虫卵呈球形，直径为 $31\sim43\ \mu m$，卵壳位于最外层，薄，极易脱落，其内为具放射状条纹的棕黄色胚膜，卵内含一六钩蚴。六个小钩常因不在同一平面上，往往不易在同焦距下全部看清。

（三）猪带绦虫成节（显微镜观察）（图 8-2-3）

低倍镜下观察：猪带绦虫成节近方形，染色后可见卵巢分左、右两叶和中央小叶，共三叶。

（四）猪带绦虫孕节（大体标本观察/显微镜观察）（图 8-2-4）

肉眼观察：猪带绦虫孕节呈长方形，墨汁染色后可见子宫主干纵贯节片中央，自子宫主干向两侧伸出子宫侧支。猪带绦虫孕节子宫分支不整齐，每侧为 7～13 支。

低倍镜下观察：猪带绦虫孕节子宫中充满虫卵。

Note

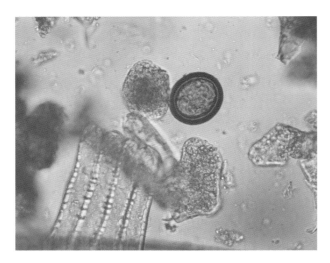

图 8-2-2　带绦虫卵（400×）

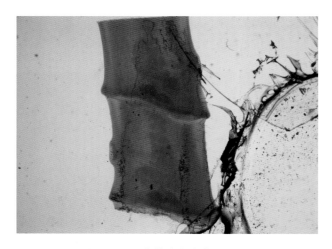

图 8-2-3　猪带绦虫成节（40×）

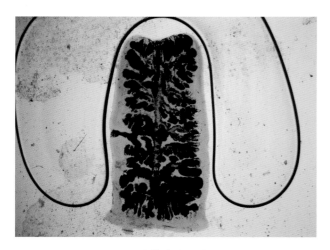

图 8-2-4　猪带绦虫孕节（40×）

二、示教标本观察

（一）猪带绦虫成虫（大体标本观察）（图 8-2-5）

肉眼观察：猪带绦虫成虫乳白色、带状，长 2～4 m，略透明。头节大小近似菜籽，后接无明显分节的颈部，颈部之后为链体，链体由 700～1000 个节片组成，这些节片分为三种类型：幼节、成节和孕节。幼节宽大于长，成节宽与长略等，孕节长大于宽。三种节片自颈部渐次发育，彼此间无显著界限。

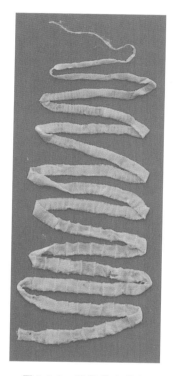

图 8-2-5 猪带绦虫成虫

（二）猪带绦虫头节（显微镜观察）（图 8-2-6）

低倍镜下观察：猪带绦虫头节呈球形，周围有 4 个吸盘，头顶端有一向前突出的顶突，其上有内、外两圈小钩，小钩数目为 25～50 个。

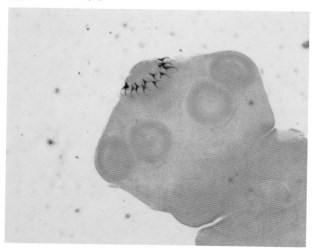

图 8-2-6 猪带绦虫头节(100×)

（三）猪囊尾蚴寄生于猪心病理标本（大体标本观察）（图 8-2-7）

肉眼观察：寄生于猪心标本中的猪囊尾蚴，呈乳白色、椭圆形，半透明，黄豆般大小，囊内充满囊液，其内有一小白点，即为未翻出的头节。猪囊尾蚴头节的形态特征与成虫头节相同。

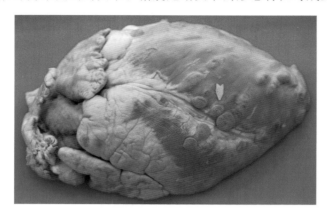

图 8-2-7　寄生于猪心的猪囊尾蚴（黄色标识）

三、实验技术操作

猪肉组织压片查猪囊尾蚴如下所述。

1. 材料和试剂　患猪猪肉结节、眼科剪、平头镊、载玻片、50％甘油等。

2. 操作步骤　操作准备：准备患猪猪肉结节。

（1）取猪肉结节，用眼科剪和平头镊剥离结节外层纤维被膜后，将结节舒展地置于载玻片上。

（2）滴加 50％甘油 1 滴，其上置另一载玻片，压平后显微镜下观察猪囊尾蚴。

注意：猪囊尾蚴可感染人，实验中要严格佩戴手套、口罩等个人防护用具，实验后严格消毒处理，防止感染操作者和污染实验环境。

四、作业

（1）绘图作业：绘制或拍摄带绦虫卵，并标注虫卵各结构名称。

（2）课后作业：猪带绦虫对人体有哪些致病作用？

（张　科）

第三节　牛带绦虫（*Taenia saginata*）

【自学标本观察】

大体标本观察：牛带绦虫孕节。

显微镜观察：牛带绦虫成节；牛带绦虫孕节。

【示教标本观察】

大体标本观察：牛带绦虫成虫；病理标本（牛囊尾蚴寄生于牛肉或牛心）。

显微镜观察：牛带绦虫头节。

【实验技术操作】

绦虫孕节的检查与虫种鉴定。

一、自学标本观察

（一）牛带绦虫成节（显微镜观察）（图 8-3-1）

低倍镜下观察：牛带绦虫成节近方形，染色后可见卵巢分左、右两叶，无中央小叶。

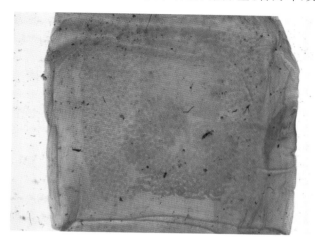

图 8-3-1　牛带绦虫成节(40×)

（二）牛带绦虫孕节（大体标本观察/显微镜观察）（图 8-3-2）

肉眼观察：孕节呈长方形，墨汁染色后可见子宫主干纵贯节片中央，自子宫主干向两侧伸出子宫侧支。牛带绦虫孕节子宫分支较整齐，每侧为 15～30 支。

低倍镜下观察：孕节子宫中充满虫卵。

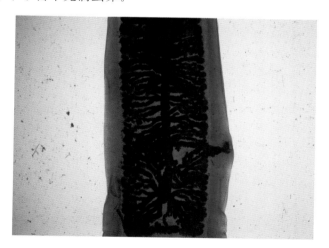

图 8-3-2　牛带绦虫孕节(40×)

二、示教标本观察

（一）牛带绦虫成虫（大体标本观察）（图 8-3-3）

肉眼观察：牛带绦虫成虫呈乳白色、带状，长 4～8 m，节片肥厚，有 1000～2000 个节片，其余特征类似于猪带绦虫成虫。

（二）牛带绦虫头节（显微镜观察）（图 8-3-4）

低倍镜下观察：头节呈方形，周围有四个吸盘，无顶突和小钩。

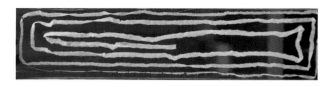

图 8-3-3　牛带绦虫成虫

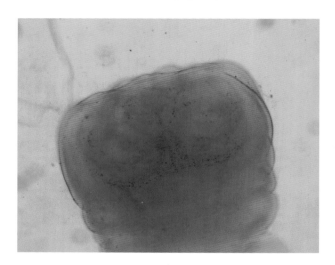

图 8-3-4　牛带绦虫成虫头节(100×)

（三）牛囊尾蚴寄生于牛肉或牛心病理标本（大体标本观察）（图 8-3-5）

肉眼观察：寄生于牛肉或牛心中的牛囊尾蚴，呈乳白色、椭圆形，半透明，黄豆般大小，囊内充满囊液，其内有一小白点，即为未翻出的头节。牛囊尾蚴头节的形态特征与成虫头节相同，有四个吸盘，无顶突和小钩。

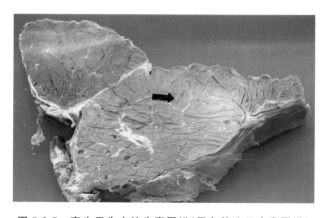

图 8-3-5　寄生于牛肉的牛囊尾蚴(黑色箭头示牛囊尾蚴)

三、实验技术操作

绦虫孕节的检查与虫种鉴定如下所述。

1. 材料和试剂　绦虫节片、载玻片、注射器、碳素墨水或卡红染料等。

2. 操作步骤　操作准备：选择四周有池塘、水沟和稻田，村民多养猫狗的村庄，捕捉野生青蛙备用。

（1）用清水将绦虫节片洗净，使节片舒展地置于两张干净玻片之间，轻轻压平，可肉眼观察孕节子宫分支。

（2）用注射器抽取碳素墨水或卡红染料，自孕节后端正中部子宫孔内徐徐注入，待子宫全部分支显现后停止注射。

（3）观察子宫分支整齐程度并记录孕节每侧子宫分支数量。

注意：猪带绦虫孕节及虫卵具有感染性，实验中要严格佩戴手套、口罩等个人防护用具，实验后严格消毒处理，防止感染操作者和污染实验环境。

四、作业

（1）能否仅从虫卵区分猪带绦虫和牛带绦虫？为什么？应怎样鉴别两种带绦虫？

（2）鉴别两种带绦虫感染有何意义？

（张　科）

第四节　细粒棘球绦虫(*Echinococcus granulosus*)

【自学标本观察】

显微镜观察：细粒棘球绦虫原头蚴；细粒棘球绦虫棘球蚴砂。

【示教标本观察】

显微镜观察：细粒棘球绦虫成虫。

大体标本观察：病理标本(受染棘球蚴的动物肝脏)。

一、自学标本观察

（一）细粒棘球绦虫原头蚴（显微镜观察）（图 8-4-1）

低倍镜下观察：细粒棘球绦虫原头蚴被染成红色，头节翻出或内陷，具顶突和四个吸盘（因吸盘重叠，一般只见到两个吸盘），顶突上有内、外两圈小钩。

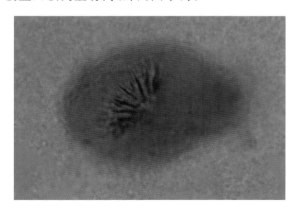

图 8-4-1　细粒棘球绦虫原头蚴(400×)

（二）细粒棘球绦虫棘球蚴砂（显微镜观察）（图 8-4-2）

低倍镜下观察：可见自生发层脱落的原头蚴，头节翻出或内陷，具顶突和四个吸盘（一般只见到两个吸盘），顶突上有黑色小钩。生发囊呈圆形或不规则形，囊壁（生发层）可见数量不等的原头蚴。

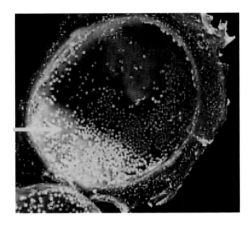

图 8-4-2　细粒棘球绦虫棘球蚴砂（箭头所示）

二、示教标本观察

（一）细粒棘球绦虫成虫（显微镜观察）（图 8-4-3）

低倍镜下观察：成虫的虫体细小，体长 2～7 mm，头节呈梨形，具顶突和四个吸盘。顶突上有呈放射状排列的内、外两圈小钩，小钩数目为 24～48 个。链体由幼节、成节及孕节各一节组成，偶或多一节。

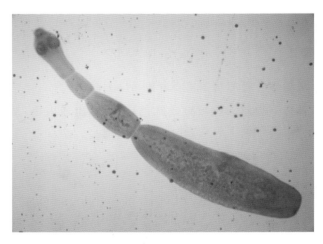

图 8-4-3　细粒棘球绦虫成虫（100×）

（二）受染棘球蚴的动物肝脏病理标本（大体标本观察）（图 8-4-4）

肉眼观察：在受染肝脏中可见一个或数个大小不等的囊状物，即为棘球蚴。由于囊状物被剖开，囊液丢失，肝内可形成空洞。囊壁上颗粒状白点为生发囊。

三、作业

（1）绘图作业：绘制或拍摄细粒棘球绦虫原头蚴，并标注各结构的名称。

（2）课后作业：手术切除肝内棘球蚴时，应注意什么问题？如何进行术后确诊？

（张　科）

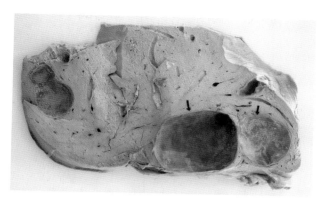

图 8-4-4　受染棘球蚴的动物肝脏 (黑色箭头示棘球蚴寄生)

第五节　多房棘球绦虫 (*Echinococcus multilocularis*)

【自学标本观察】
显微镜观察:多房棘球绦虫泡状棘球蚴。
【示教标本观察】
显微镜观察:多房棘球绦虫成虫。

一、自学标本观察

多房棘球绦虫泡状棘球蚴 (显微镜观察) 如图 8-5-1 所示。

低倍镜下观察:多房棘球绦虫泡状棘球蚴 (又称泡球蚴) 是由许多圆形或椭圆形囊泡聚集而成的灰白色或淡黄色团块,囊泡内可见胶状物和原头蚴,囊泡壁外层为角皮层,内层为胚层,角皮层很薄,常不完整。

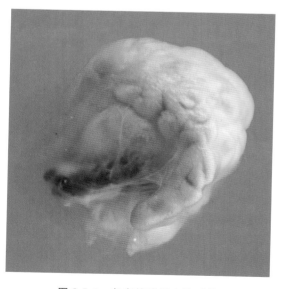

图 8-5-1　多房棘球绦虫泡球蚴

Note

二、示教标本观察

多房棘球绦虫成虫(显微镜观察)如图8-5-2所示。

低倍镜下观察:虫体纤细,体长1.2～3.7 mm,头节略小于细粒棘球绦虫头节,具顶突和四个吸盘。顶突上有呈放射状排列的内、外两圈小钩,小钩数目为13～34个。链体由幼节、成节及孕节各一节组成,偶或多一节。孕节子宫呈囊状,内含虫卵。

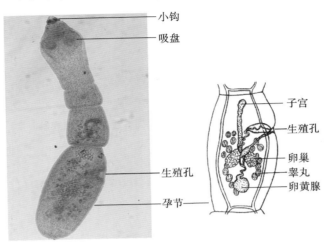

图8-5-2 多房棘球绦虫成虫

三、作业

(1)绘图作业:绘制多房棘球绦虫泡球蚴结构图,并标注各结构的名称。

(2)课后作业:根据多房棘球绦虫泡球蚴的形态特点说明为什么泡球蚴病通常比棘球蚴病严重。

(张　科)

第六节　微小膜壳绦虫(*Hymenolepis nana*)

【自学标本观察】

显微镜观察:微小膜壳绦虫卵。

【示教标本观察】

显微镜观察:微小膜壳绦虫成虫。

一、自学标本观察

微小膜壳绦虫卵(显微镜观察)如图8-6-1所示。

微小膜壳绦虫卵近圆形或椭圆形,无色透明,壳薄而光滑,卵内有一外包薄层胚膜的六钩蚴,胚膜两端增厚处伸出4～8根丝状物。

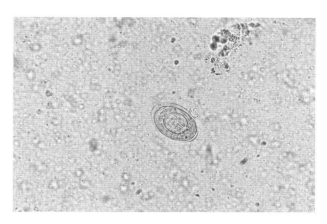

图 8-6-1 微小膜壳绦虫卵(400×)

二、示教标本观察

微小膜壳绦虫成虫(显微镜观察)如图 8-6-2 所示。

玻片染色标本低倍镜下观察。微小膜壳绦虫成虫体长 5~8 mm,头节呈球形,有 4 个吸盘和 1 个可伸缩的顶突,顶突上有小钩。颈部细长,链体的节片多为 100~200 个,所有节片均宽大于长、向后逐渐增大。

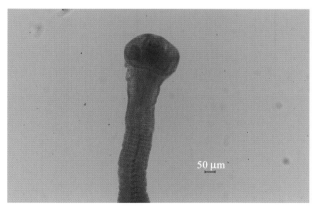

图 8-6-2 微小膜壳绦虫成虫头节(100×)

三、作业

(1)绘图作业:绘制或拍摄微小膜壳绦虫卵。

(2)课后作业:微小膜壳绦虫如何感染人体?

(牟 荣)

第七节 缩小膜壳绦虫(*Hymenolepis diminuta*)

【自学标本观察】

显微镜观察:缩小膜壳绦虫卵。

【示教标本观察】

显微镜观察:缩小膜壳绦虫成虫。

Note

一、自学标本观察

缩小膜壳绦虫卵(显微镜观察)如图8-7-1所示。

缩小膜壳绦虫卵呈圆形,黄褐色,卵壳稍厚,有隐约可见的放射状条纹。比微小膜壳绦虫卵大,卵内含一外包胚膜的六钩蚴,胚膜两端无丝状物。

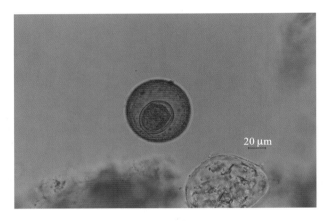

图8-7-1 缩小膜壳绦虫卵(400×)

二、示教标本观察

缩小膜壳绦虫成虫(显微镜观察)如图8-7-2所示。

玻片染色标本低倍镜下观察。缩小膜壳绦虫的外形与微小膜壳绦虫基本相同,但虫体长200~600 mm,顶突凹入不易伸出,顶突上无小钩,链体节片多为800~1000个。

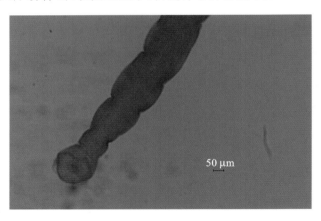

图8-7-2 缩小膜壳绦虫成虫头节(100×)

三、作业

(1)绘图作业:绘制或拍摄缩小膜壳绦虫卵。

(2)课后作业:缩小膜壳绦虫和微小膜壳绦虫在形态上主要有什么区别?

(牟 荣)

第九章 线虫(Nematodes)

第一节 肠道线虫(Intestinal Nematodes)

似蚓蛔线虫(简称蛔虫)(*Ascaris lumbricoides*)

【自学标本观察】

大体标本观察:活成虫,福尔马林固定后成虫。

显微镜观察:受精蛔虫卵和未受精蛔虫卵。

【示教标本观察】

大体标本观察:病理标本(胆道蛔虫病、蛔虫性肠梗阻、蛔虫性肠穿孔)。

显微镜观察:成虫横截面、成虫头部口囊、雄性成虫尾部。

【实验技术操作】

粪便生理盐水直接涂片法。

一、自学标本观察

(一)活成虫(大体标本观察)(图9-1-1)

成虫体表光滑,呈粉红色,圆柱形,前端逐渐变细。虫体表面有水平线,虫体两侧有两条侧线。

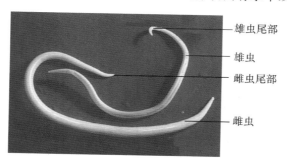

图 9-1-1 蛔虫成虫

(二)福尔马林固定后成虫(大体标本观察)

标本取自蛔虫病患者,并浸泡在10%甲醛溶液中。

1.体态 成虫呈乳白色。雌性(长20~40 cm,大者宽度为3~6 mm)比雄性(长15~30 cm,大者宽度为2~4 mm)大。雄性成虫的尾端向腹侧弯曲,尾部很尖。雌性成虫的尾端尖直。

2.消化系统 发育良好,前端有一个口,随后是肌肉和腺状食道、肠和直肠,后端通向末端肛门。

Note

3.雌性生殖系统　弯曲双管型,每根管分化为卵巢、输卵管、贮精囊和子宫,然后两根管连接形成一个共同的阴道,从身体中部或靠近口腔的外阴(生殖孔)向外开放。外阴与前端的距离约为身体长度的三分之一。

4.雄性生殖系统　弯曲单管型,分化为睾丸、输精管、精囊和射精管。射精管在尾端向下开口,与直肠(称为泄殖腔)连接形成共同腔道。

(三)虫卵(显微镜观察)(图 9-1-2)

虫卵玻片:从蛔虫感染者的粪便中采集样本。从雌性蛔虫体内排出两种虫卵:受精蛔虫卵和未受精蛔虫卵。

1.受精蛔虫卵　呈宽椭圆形,卵壳外被覆一层厚厚的蛋白质膜,通常被胆汁染成棕黄色。虫卵长 $50\sim70~\mu m$,宽 $40\sim50~\mu m$。卵内容物为一个大而圆的未分裂的卵细胞,卵细胞与卵壳之间有明显的新月形间隙。有时受精蛔虫卵可能失去蛋白质膜,称为脱蛋白质膜的受精蛔虫卵。

2.未受精蛔虫卵　通常比受精蛔虫卵长且窄,呈长椭圆形,大小为 $90~\mu m\times45~\mu m$,有较薄的蛋白质膜,内含许多大小不等的折光性颗粒。

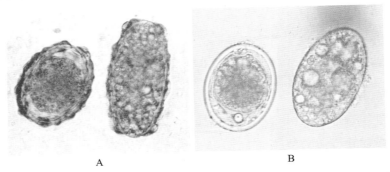

A　　　　　　　　　B

图 9-1-2　受精蛔虫卵和非受精蛔虫卵(A)及脱蛋白质膜蛔虫卵(B)(400×)

二、示教标本观察

(一)病理标本(大体标本观察)

1.胆道蛔虫病患者的肝脏(胆道蛔虫病)(图 9-1-3)　取以 10% 甲醛溶液固定的瓶装样品。样品中肝门胆管内可见蛔虫成虫。

2.蛔虫性肠梗阻(图 9-1-4)　取以 10% 甲醛溶液固定的瓶装标本。大量蛔虫盘绕在肠内并阻塞肠道。

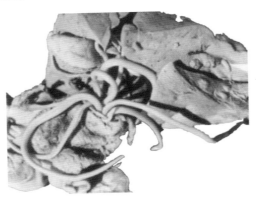

图 9-1-3　肝胆道蛔虫病

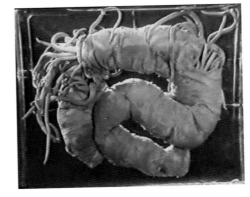

图 9-1-4　蛔虫性肠梗阻

3.蛔虫性肠穿孔(肠穿孔)　取以 10% 甲醛溶液固定的瓶装标本。蛔虫穿透患者的肠壁。

（二）**成虫横截面（显微镜观察）（图 9-1-5）**

标本取自蛔虫病患者,对蛔虫成虫的横截面进行 HE 染色。成虫的体壁由角质层、皮下层和纵肌层组成。表皮从腹侧、背侧和侧面伸入假体腔,形成四条线(索)沿全身延伸。每条侧索包含一个排泄管,而主神经索嵌入背侧索和腹侧索内。体壁下有大量长肌细胞,称为多肌细胞。体腔(假体腔)充满由肠道和生殖器官分泌的体液,具有较高的静水压力。

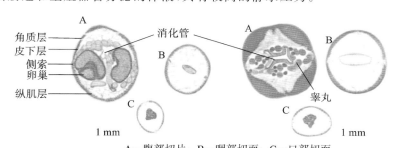

角质层　　消化管
皮下层
侧索
卵巢　　　　　　　　　　睾丸
纵肌层

1 mm　　　　　　　　　　　1 mm

A—腹部切片；B—咽部切面；C—口部切面

图 9-1-5　蛔虫成虫横截面(400×)

（三）**成虫头部口囊（显微镜观察）（图 9-1-6）**

取玻片压片标本于低倍镜下观察。在头部前端,有三个呈"品"字形的唇瓣(一个背侧唇瓣和两个腹侧唇瓣),唇瓣上有乳突。

（四）**雄性成虫尾部（显微镜观察）（图 9-1-7）**

取玻片压片标本于低倍镜下观察。雄性成虫的后端是弯曲且尖的,尾部有一对镰刀状的交合刺(长 2 mm)。直肠和生殖管一起开口于在靠近尾端的泄殖腔处。

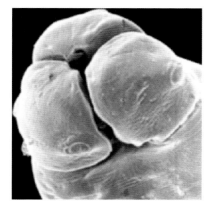

图 9-1-6　蛔虫头部口囊扫描电镜图片(10000×)
头部口囊有三个典型的唇瓣,边缘有小齿

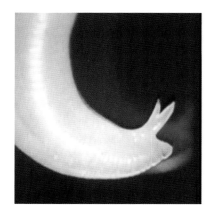

图 9-1-7　雄性成虫尾部(100×)
弯曲的尾部有一对镰刀状的交合刺

三、实验技术操作

对粪便生理盐水行直接涂片检查(粪便生理盐水直接涂片法)。

1. 材料和试剂　盖玻片、载玻片、生理盐水、牙签、粪便标本、2%~3%皂化甲酚溶液等。

2. 操作步骤

(1)在载玻片中央滴一滴生理盐水。

(2)用牙签挑取一小部分样本(火柴头大小),并将其与载玻片中央的生理盐水混合。

注意:粪便涂膜应均匀,厚度应合适。

(3)用盖玻片覆盖粪便涂片。

注意:夹住盖玻片,使其与载玻片成一定角度,盖玻片接触液滴的边缘,然后轻轻放在载玻片上,可减少气泡产生。

(4)将制好的玻片标本放在显微镜载物台上,于低倍镜下观察,当发现疑似目标时,切换到高倍物镜,仔细观察。

注意:检查整个载玻片区域,先从载玻片的左上角开始观察,然后依次前后或上下移动载玻片。

(5)对所有物品进行消毒,避免实验室污染。

四、作业

(1)绘图作业:绘制或拍摄受精蛔虫卵、未受精蛔虫卵,并标注虫卵的形态、结构。

(2)课后作业:查阅资料,结合社会主义制度优越性来谈谈我国为何可以将蛔虫感染率控制在极低水平?

(邹伟浩)

毛首鞭形线虫(*Trichuris trichiura*)

【自学标本观察】

大体标本观察:福尔马林固定后成虫。

显微镜观察:鞭虫卵。

【示教标本观察】

大体标本观察:病理标本(鞭虫成虫在结肠黏膜寄生的标本)。

【实验技术操作】

粪便生理盐水直接涂片法(参见"似蚓蛔线虫"相关内容)。

一、自学标本观察

(一)福尔马林固定后成虫(大体标本观察)(图 9-1-8)

标本取自鞭虫病患者,并浸泡在 10% 甲醛溶液中。

体态:成虫呈灰白色,外形像马鞭。虫体前 3/5 细长,后 2/5 粗钝。雌虫长 35～50 mm,雄虫长 30～45 mm。雄虫尾端向腹侧形成两周螺旋状卷曲,末端含一根带鞘的交合刺。雌虫尾端钝直,阴门位于虫体中部稍后的腹面。

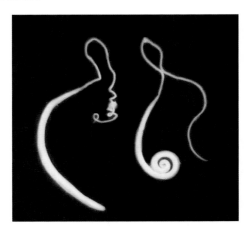

图 9-1-8　鞭虫成虫

雌虫(左),雄虫(右)

（二）鞭虫卵（显微镜观察）（图 9-1-9）

虫卵玻片：从鞭虫病患者的粪便中采集样本。虫卵呈纺锤形，大小为（50～54 μm）×（22～23 μm），呈黄褐色。

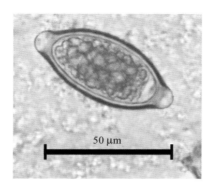

图 9-1-9 鞭虫卵（400×）

二、示教标本观察

鞭虫成虫在结肠黏膜寄生（鞭虫病）的病理标本（大体标本观察）如图 9-1-10 所示。取以 10% 甲醛溶液固定的瓶装样品。样品中一段平铺结肠黏膜可见多条鞭虫成虫寄生，鞭虫头部插入黏膜。

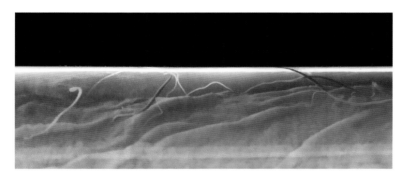

图 9-1-10 鞭虫成虫在结肠黏膜寄生

三、实验技术操作

粪便生理盐水直接涂片法的操作参见"似蚓蛔线虫"相关内容。

四、作业

拍摄和绘制鞭虫卵的典型镜下观，并做好标注。

（王振生）

蠕形住肠线虫（又称蛲虫）（*Enterobius vermicularis*）

【自学标本观察】

体视显微镜观察：蛲虫成虫、蛲虫成虫头部和咽管球。

光学显微镜观察：蛲虫卵。

一、自学标本观察

（一）蛲虫成虫（体视显微镜观察）（图 9-1-11）

标本取自蛲虫感染者。制成玻片标本，染色后置于体视显微镜下观察。

虫体较细小，乳白色，呈线头状。雌虫大于雄虫，雌虫大小为（8～13）mm×（0.3～0.5）mm，中部膨大，尾端直而尖细；雄虫为（2～5）mm×（0.1～0.2）mm，尾端向腹面卷曲。雌虫生殖器官为双管型，雄虫生殖器官为单管型。

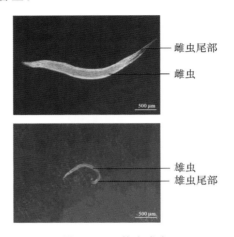

图 9-1-11　蛲虫成虫

（二）蛲虫成虫头部和咽管球（体视显微镜观察）（图 9-1-12）

标本取自蛲虫感染者，体视显微镜下对成虫进行观察。

成虫头端的角皮膨大形成头翼，咽管末端膨大成咽管球。

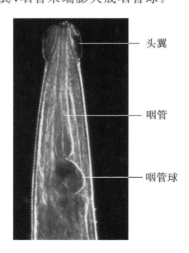

图 9-1-12　蛲虫成虫头部和咽管球

（三）蛲虫卵（光学显微镜观察）（图 9-1-13）

虫卵玻片：从蛲虫感染者的肛周收集样本。

将虫卵玻片置于光学显微镜下观察，蛲虫卵呈不对称的椭圆形，一侧扁平，一侧稍凸，无色透明。虫卵长 50～60 mm，宽 20～30 mm，卵壳较厚，刚产出的虫卵内含一条卷曲的幼虫。

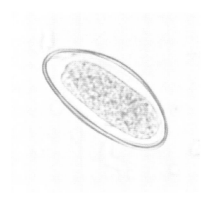

图 9-1-13　蛲虫卵(400×)

二、作业

(1)绘图作业:绘制或拍摄蛲虫卵,并标注虫卵的形态、结构。
(2)课后作业:应如何开展调查某市幼儿园儿童蛲虫感染情况?

(赵利美)

钩虫(Hookworms)

【自学标本观察】
大体标本观察:福尔马林固定后成虫。
显微镜观察:钩虫卵,两种钩虫口囊和交合伞。
【示教标本观察】
大体标本观察:钩虫咬附于肠黏膜。
显微镜观察:钩虫丝状蚴,钩虫咬附于肠黏膜。
【实验技术操作】
饱和盐水浮聚法查钩虫卵。
(1)钩虫卵、钩虫成虫、钩虫病理标本的鉴定。
(2)"饱和盐水浮聚法"的操作。

一、自学标本观察

(一)福尔马林固定后成虫(大体标本观察)(图 9-1-14)

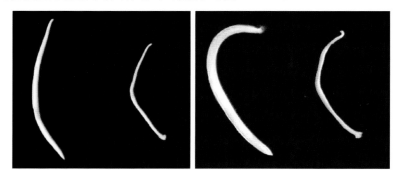

图 9-1-14　十二指肠钩虫成虫(左)和美洲钩虫成虫(右)

标本取自钩虫病患者,并浸泡在福尔马林中。

体态:成虫呈乳白色,虫体细长,圆柱形。成虫前端均向背侧仰曲,雌虫长 9～13 mm,大者宽度为 0.4～0.6 mm,雄虫长 7～11 mm,大者宽度为 0.3～0.5 mm。雄虫的尾端膨大形成交合伞,雌虫的尾端钝圆。两种钩虫成虫在体态及结构上有明显差别,可用于虫种的区分(表 9-1-1)。

表 9-1-1　两种钩虫成虫的鉴别要点

项　　目	十二指肠钩虫	美 洲 钩 虫
大小/mm	雌虫:(10～13)×0.6; 雄虫:(8～11)×(0.4～0.5)	雌虫:(9～11)×0.4; 雄虫:(7～9)×0.3
体态	整个虫体均向背侧弯曲,呈 C 形	前端背侧弯,后端腹侧弯,整体呈 S 形
口囊	腹侧前缘有 2 对钩齿,内小外大	腹侧前缘有 1 对板齿
交合伞	展开后呈卵圆形	展开后呈扁椭圆形
背辐肋	基部 1 支,远端分为 2 支, 每支末端又分出 3 小支,共分为 6 小支	基部分为 2 支,每支末端又 分出 2 小支,共分为 4 小支
交合刺	两根均呈长鬃状,末端分开	一根末端呈钩状,与另一根末端 合并在一起包于膜内
阴门	位于体中部略后方	位于体中部略前方
尾刺	有	无

(二)成虫口囊压片(显微镜观察)(图 9-1-15)

十二指肠钩虫口囊较大,呈扁椭圆形,在口囊边缘腹侧前缘可见 2 对三角形钩齿,外侧钩齿较大,内侧较小;美洲钩虫口囊较小,呈卵圆形,在口囊的腹侧前缘有 1 对半月形板齿,口囊的背侧边缘可见 1 细长尖齿。

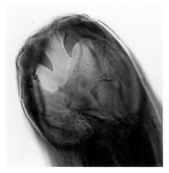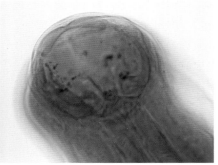

图 9-1-15　十二指肠钩虫口囊(左)和美洲钩虫口囊(右)(40×)

(三)成虫交合伞压片(显微镜观察)(图 9-1-16)

十二指肠钩虫交合伞展开后为卵圆形,内部的背辐肋在基部不分支,其远端分为 2 支,每支末端又分出 3 小支,共分为 6 小支。

美洲钩虫交合伞展开后形态略扁,呈扁椭圆形,背辐肋在基部分为 2 支,每支末端又分出 2 小支,共分为 4 小支。

(四)钩虫卵(显微镜观察)(图 9-1-17)

虫卵玻片:从钩虫病患者的粪便中采集样本,两种钩虫卵形态相近,肉眼无法区分。钩虫卵呈

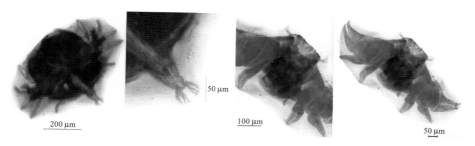

图 9-1-16　十二指肠钩虫交合伞(左)和美洲钩虫交合伞(右)(40×)

椭圆形,两端较圆,大小为(56~76) μm×(36~40) μm,卵壳薄,呈均匀细线状,卵壳无色透明。卵内可见数量不等的卵细胞,卵壳与卵细胞之间有明显的空隙。

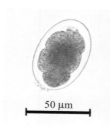

图 9-1-17　钩虫卵(400×)

二、示教标本观察

(一)病理标本(大体标本观察)

钩虫咬附于肠黏膜(钩虫病)的大体标本如图 9-1-18 所示。取以 10%甲醛溶液固定的瓶装样品。有多条白色线头样钩虫成虫咬附于小肠黏膜,小肠黏膜表面出现小的溃疡和出血点等陈旧性损伤。

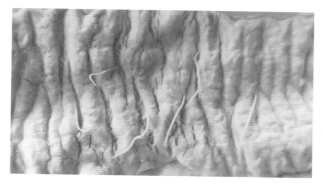

图 9-1-18　钩虫咬附于肠黏膜

(二)钩虫丝状蚴(压片,卡红染色,显微镜观察)(图 9-1-19)

镜下可见一条丝状蚴,虫体细长,呈梭镖状,前端圆钝可见口囊,尾端尖细,长约 0.6 mm,最大宽度约 0.025 mm。

(三)钩虫咬附于肠黏膜(病理切片,显微镜观察)(图 9-1-20)

钩虫咬附于肠黏膜病理切片中可见钩虫口囊横截面,口囊内可见肠黏膜组织。

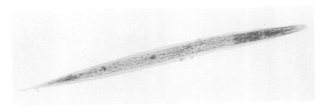

图 9-1-19 钩虫丝状蚴(压片,卡红染色)

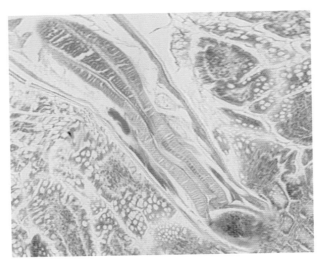

图 9-1-20 钩虫咬附于肠黏膜(病理切片)(HE,100×)

三、实验技术操作

饱和盐水浮聚法如下。

1. 材料和试剂 牙签、粪便标本、饱和盐水、滴管、浮聚瓶、盖玻片、载玻片、吸水纸等。

2. 实验原理 饱和盐水比重为 1.20,钩虫卵的比重为 1.06,因此钩虫卵能在饱和盐水中上浮并富集于饱和盐水表面,能够显著提升直接涂片法的检出率。

3. 操作步骤

(1)将饱和盐水倒入浮聚瓶中,约占浮聚瓶总体积的 80%。

(2)用牙签挑取一小部分粪便标本(黄豆粒大小),将其置于浮聚瓶盐水中轻微搅拌打散,使其充分溶解。

(3)继续加饱和盐水到浮聚瓶瓶口,可使用滴管滴加,使液面略凸出瓶口水平但不溢出,如有粪渣或气泡需及时去除。

(4)取一清洁载玻片缓慢覆盖在浮聚瓶口处,使其与液面充分接触,不留气泡或空隙。静止15~20 min,使漂浮的虫卵能充分接触载玻片表面。

(5)迅速将载玻片提起并翻转,使虫卵接触面朝上,防止液体滴落,在液面上加盖玻片,去除多余水渍,置于显微镜下观察。

四、作业

绘制或拍摄钩虫卵的典型镜下观图片,并做好标注。

(王振生)

第二节　组织线虫（Somatic Nematodes）

丝虫（Filaria）

寄生于人体的丝虫有 8 种。在我国只有两种丝虫流行，分别是班氏吴策线虫（*Wuchereria bancrofti*），简称班氏丝虫，以及马来布鲁线虫（*Brugia malayi*），简称马来丝虫。

【自学标本观察】

大体标本观察：福尔马林固定后成虫。

显微镜观察：班氏微丝蚴和马来微丝蚴。

一、自学标本观察

（一）福尔马林固定后成虫（大体标本观察）

体态：两种丝虫成虫的形态相似，呈乳白色，细丝线状，体表光滑。雌虫比雄虫大，体长约为雄虫的两倍。班氏丝虫雌虫大小为（75～105）mm×（0.2～0.3）mm，雄虫为（28.2～42）mm×（0.1～0.2）mm；马来丝虫雌虫大小为（40～60）mm×（0.12～0.22）mm，雄虫为（13.5～28）mm×（0.07～0.11）mm。雌虫尾端钝圆，略向腹面卷曲；雄虫尾端向腹面卷曲成圈。

雌虫生殖系统：双管型，阴门位于近头端，卵巢位于虫体后端，子宫粗大。丝虫属于卵胎生，子宫起始端为小球形的卵细胞。卵细胞在靠近阴门处逐渐发育为幼虫，即微丝蚴。

雄虫生殖系统：单管型，睾丸位于虫体前部，从虫体尾端的泄殖腔中伸出长、短交合刺各一根。

（二）微丝蚴（显微镜观察）（图 9-2-1）

微丝蚴玻片：取丝虫病患者的末梢血，涂成厚血片，溶解红细胞后，进行吉姆萨染色或瑞氏染色。

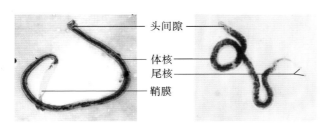

头间隙
体核
尾核
鞘膜

图 9-2-1　班氏微丝蚴（左）和马来微丝蚴（右）

虫体细长呈杆状，头端钝圆，尾端尖细，长 177～296 μm。虫体染色后在显微镜下观察，可以看到虫体内有很多圆形或椭圆形的体核。头端无体核的区域为头间隙，虫体前端 1/5 处无核的环形带状区域为神经环，马来微丝蚴的尾端有两个尾核。两种微丝蚴的形态鉴别要点见表 9-2-1。

表 9-2-1　班氏微丝蚴和马来微丝蚴的形态鉴别要点

项　　目	班氏微丝蚴	马来微丝蚴
大小/μm	（244～296）×（5.3～7.0）	（177～230）×（5.0～6.0）
体态	柔和，弯曲较大	硬直，大弯中有小弯
头间隙（长：宽）	较短，长度与宽度相等或长度仅为宽度的一半	较长，长度约为宽度的两倍

77

续表

项　目	班氏微丝蚴	马来微丝蚴
体核	圆形,大小相似,排列疏松, 不重叠,清晰可数	卵圆形,大小不等,排列紧密, 常相互重叠,不易数清
尾核	无	有

二、作业

(1)绘图作业:绘制或拍摄班氏微丝蚴、马来微丝蚴,并标注虫体的形态、结构。

(2)课后作业:我国丝虫病防治工作取得了显著成效,如何巩固和发展我国丝虫病的防治成果?

(赵利美)

旋毛形线虫(简称旋毛虫)(*Trichinella spiralis*)

【自学标本观察】

显微镜观察:旋毛虫囊包幼虫。

【示教标本观察】

显微镜观察:旋毛虫成虫。

【实验技术操作】

(1)旋毛虫感染小鼠动物模型的制备。

(2)肌组织压片检查旋毛虫囊包幼虫。

一、自学标本观察

旋毛虫囊包幼虫(显微镜观察)的标本如图 9-2-2 所示。

取卡红染色标本于低倍镜下观察。横纹肌染成粉红色,肌纤维间可见梭形或椭圆形的囊包。囊包内可见 1～2 条卷曲的幼虫,虫体长约 0.1 mm。

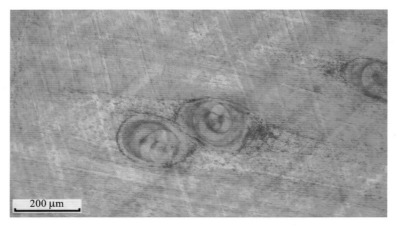

200 μm

图 9-2-2　旋毛虫囊包幼虫

二、示教标本观察

旋毛虫成虫(显微镜观察)的标本如图 9-2-3 所示。

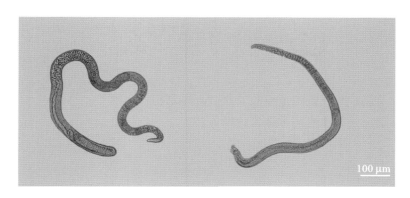

图 9-2-3　旋毛虫雌性成虫（左）和雄性成虫（右）

虫体细小，体前部稍细，后部稍粗。雌虫长 3～4 mm，体内中部子宫内常可见很多即将排出的幼虫。雄虫长仅 1.5 mm，尾端可见两叶交配附器。

三、实验技术操作

旋毛虫感染小鼠动物模型的制备如下。

1. 材料和试剂

（1）动物：雌性、旋毛虫保种的 ICR 小鼠 1 只，雌性、未感染旋毛虫的 ICR 小鼠若干。

（2）试剂：生理盐水、胃蛋白酶、浓盐酸、双蒸水、4％明胶（溶于生理盐水）、氯化钠等。

（3）耗材及仪器：剪刀、镊子、玻璃棒、乙醇棉球、灌胃针、100 目的不锈钢筛网、200 ml 玻璃烧杯、250 ml 锥形量杯、载玻片、绞肉机、37 ℃水浴锅、显微镜等。

2. 操作步骤

（1）以颈椎脱臼法处死旋毛虫保种的 ICR 小鼠，用剪刀剪去小鼠足部和鼠尾。用乙醇棉球润湿小鼠腹部，在腹部剪出"十"字形切口（勿剪破腹膜），剥去小鼠皮毛，去掉所有内脏，尽量去掉脂肪组织。

（2）将小鼠肌肉置于 250 ml 烧杯中，用剪刀剪碎，加入适量蒸馏水（120 ml 左右），在绞肉机中绞碎（总时长约为 3 min，在此期间可停顿），直至呈现粉红色肉酱。在绞肉杯中加入适量蒸馏水冲洗，使最终溶液总体积为 200 ml。

（3）每个玻璃烧杯内加入 2 g 胃蛋白酶、2 ml 浓盐酸，使其终浓度均为 1％，搅拌均匀后置于 37 ℃水浴锅内孵育 4 h，在此期间适当搅拌使其消化完全；孵育 4 h 后，加入 1.75 g 氯化钠搅拌均匀，终止消化反应。

（4）孵育物以 100 目的不锈钢筛网将液体过滤至锥形量杯中，过滤时筛网悬空即可。加入适量生理盐水冲洗玻璃烧杯，再过滤至锥形量杯中。

（5）室温下沉淀 40 min，倒掉悬浮的杂质，加入生理盐水再次沉淀 20 min，此时上清液较清澈，弃去上清液，剩余 30～40 ml 液体即可。

（6）将锥形量杯中的剩余液体分次倒入 15 ml 离心管，用低速离心机离心收集囊包幼虫；用生理盐水反复洗涤 2 ～ 3 次至无杂质。

（7）尽量吸尽剩余的生理盐水，加入 4～5 ml 4％明胶，混匀后吸取 100 μl 稀释成 3～5 ml，混匀后吸取 50 μl 加至载玻片上，镜下计数，根据稀释的倍数计算囊包幼虫总数。

（8）经口灌喂 ICR 小鼠，每只喂囊包幼虫 300～800 条，液体总量为 100 μl。

（9）将小鼠放回笼中，饲养 42 天后处死感染旋毛虫的小鼠。

（10）取感染旋毛虫小鼠的一小块横纹肌，置于两张载玻片之间，轻压后置于低倍镜下观察。

注意:由于感染小鼠肌肉组织中含有的囊包幼虫具有感染性,实验结束后要将肌肉组织进行回收处理,并对所有物品进行消毒,避免实验室污染。

四、作业

(1)绘图作业:绘制或拍摄旋毛虫囊包幼虫的形态结构。
(2)课后作业:请简述旋毛虫病的常见诊断方法。

（程喻力）

广州管圆线虫(*Angiostrongylus cantonensis*)

【自学标本观察】
显微镜观察:雌虫和雄虫成虫尾部。

一、成虫（显微镜观察）（图 9-2-4）

虫体细长,呈线状,头端钝圆,体表具有细横纹。雌虫大小为（17～45）mm×（0.3～0.66）mm,呈白色,尾端呈斜锥形,与肠管相缠绕,呈红、白相间的螺旋纹。雄虫大小为（11～26）mm×（0.21～0.53）mm,交合伞对称,呈肾形。

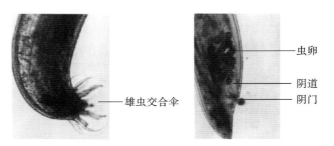

图 9-2-4　雄虫和雌虫尾部

二、幼虫

第 3 期幼虫为感染期幼虫,大小为（0.46～0.53）mm×（0.02～0.03）mm,无色透明,呈细杆状。头端稍圆,尾部顶端尖细。

第 4 期幼虫虫体长度约为第 3 期幼虫的两倍,其肠内充满折光颗粒。雌虫前端有双管子宫,雄虫后 1/3 处可见发育中的单生殖管,交合刺和交合囊位于泄殖腔的背面,虫体后端膨大。

第 5 期幼虫虫体长度和宽度均比第 4 期幼虫的大,雌虫生殖器官位于虫体的后半部,雄虫具有交合伞,与成虫相似,交合刺和交合囊清晰可见。

三、作业

(1)临床上,如何鉴别诊断广州管圆线虫病?
(2)广州管圆线虫病为什么被称为食源性寄生虫病?生活中如何预防此病?

（赵利美）

结膜吸吮线虫(*Thelazia callipaeda*)

【示教标本观察】

显微镜观察:成虫。

于显微镜下观察,成虫细长,呈线状,在眼结膜囊内寄居时为淡红色,离体后呈白色半透明。除头、尾两端光滑外,虫体体表均具有边缘锐利的环形褶皱,侧面观呈细锯齿形。头端钝圆,具有圆形角质口囊,无唇瓣。口囊底部为圆孔状的咽,下接食道及肠道。雄虫长 4.5~17 mm,宽 0.2~0.8 mm,尾端向腹面弯曲,由泄殖腔伸出交合刺两根,长短不一。雌虫长 6.2~23 mm,宽 0.3~0.85 mm,生殖器官为双管型,生殖方式为卵胎生。雌虫子宫内充满大小不等的虫卵,近阴门端子宫内虫卵逐渐变为细长、呈盘曲状的幼虫,外被由卵壳演变成的鞘膜。

(程喻力)

美丽筒线虫(*Gongylonema pulchrum*)

【自学标本观察】

大体标本观察:福尔马林固定后成虫。

【示教标本观察】

显微镜观察:通过成虫压片标本观察成虫的头部、尾部特征。

一、自学标本观察

福尔马林固定后成虫(大体标本观察)如图 9-2-5 所示。

标本取自美丽筒线虫感染者口腔黏膜下,并浸泡在 10%甲醛溶液中。

体态:成虫细长,乳白色。雌虫长 32~68.8 mm,宽 0.2~0.4 mm。雄虫长 21~30.7 mm,宽 0.16~0.23 mm。成虫体表布满纤细横纹,前段表皮具明显呈纵向排列、大小不等、数目不同的花瓣状皮突,皮突开始为 4 纵列,逐渐增加至 8 纵列。

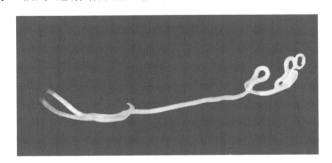

图 9-2-5　美丽筒线虫雌性成虫

二、示教标本观察

显微镜下观察成虫压片标本。

1. 成虫头部(图 9-2-6)　顶端可见细小口孔,周围可见四个唇瓣,虫体前端表皮被覆花瓣状皮突,沿虫体呈纵向排列,头端表皮两侧各有一个波浪状侧翼。

2. 虫体中段(图 9-2-7)　可见虫体体表分布有横向褶皱,被覆细小横纹,雌虫体内后 2/3 为子宫和管状阴道,其内可充满虫卵。

3. 成虫尾部(图 9-2-8)　虫体尾部体表分布有横向褶皱,被覆细小横纹,尾部呈锥状。

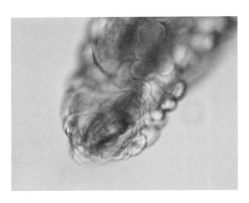

图 9-2-6　美丽筒线虫雌虫头部口孔(400×)

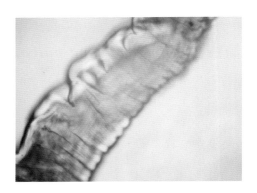

图 9-2-7　美丽筒线虫虫体中段体表褶皱和横纹(200×)

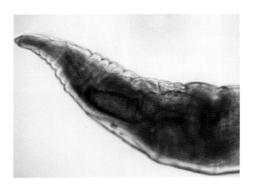

图 9-2-8　美丽筒线虫成虫尾部(100×)

三、作业

绘制或拍摄美丽筒线虫成虫标本的镜下重要结构如头部、尾部图片,并做好标注。

(王振生)

四篇 医学节肢动物(Medical Arthropods)

第十章 医学昆虫（Medical Insects）

第一节 蚊（Mosquitoes）

【自学标本观察】

大体标本观察：用放大镜或解剖镜观察成蚊针插标本。

显微镜观察：三属蚊卵、幼虫、蛹玻片标本。

【示教标本观察】

大体标本观察：用放大镜或解剖镜观察常见蚊种成蚊针插标本。

【实验技术操作】

昆虫针插标本的制作。

一、自学标本观察

（一）成蚊针插标本（放大镜或解剖镜观察）（图 10-1-1）

成蚊体长 1.6～12.6 mm，呈灰褐色、棕褐色或黑色，分头部、胸部、腹部 3 个部分。

（1）头部：半球形，有复眼、触角和触须各 1 对，喙位于头部下方中央，细长如针状。触角位于喙两侧，分 15 节，各节着生轮毛，雄蚊的轮毛长而密，雌蚊的轮毛短而稀。触须位于喙两侧，雌、雄性按蚊的触须均与喙等长；雌性库蚊的触须比喙短，雄性库蚊的触须比喙长；雌性伊蚊的触须比喙短，雄性伊蚊的触须与喙等长。

（2）胸部：分为前胸、中胸和后胸。每胸节各有足 1 对，中胸发达，有翅 1 对，后胸的翅退化为 1 对平衡棒。蚊翅窄长，膜质，上覆鳞片。中胸和后胸各有气门 1 对。

（3）腹部：11 节，可见 8 节，末 3 节特化为外生殖器。雌蚊尾端有尾须 1 对。雄蚊尾端为钳状的抱器。

（二）蚊卵玻片标本（低倍镜观察）（图 10-1-1）

蚊卵小，长不足 1 mm，多为灰黑色。按蚊卵呈舟形，两侧有浮囊；库蚊卵呈圆锥状，无浮囊，粘连在一起形成卵筏；伊蚊卵呈橄榄形，无浮囊。

（三）幼虫玻片标本（低倍镜观察）（图 10-1-1）

幼虫分头部、胸部、腹部 3 个部分，各部着生毛或毛丛。头部有触角、复眼、单眼各 1 对，腹面有咀嚼式口器，两侧有细长密集的口刷。胸部略呈方形，不分节。腹部细长，可见 9 节。前 7 节形状相似，第 8 节背面有气门或呼吸管。库蚊幼虫呼吸管细长，伊蚊幼虫呼吸管粗短，按蚊幼虫无呼吸管但有气门 1 对。

（四）蛹玻片标本（低倍镜观察）（图 10-1-1）

蛹形似逗点，分头胸部和腹部，胸背面两侧有 1 对呼吸管。按蚊蛹呼吸管粗短，呈漏斗状，口宽,具深裂隙,体大多呈灰褐色;库蚊蛹呼吸管细长,呈管状,口小,无裂隙,体大多呈棕褐色;伊蚊蛹呼吸管略粗,口斜向或呈三角形,无裂隙,体黑色。

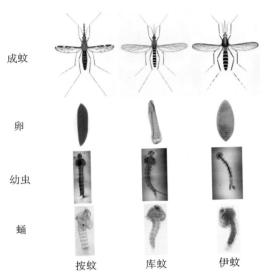

图 10-1-1　按蚊、库蚊、伊蚊生活史各期

二、示教标本观察

用放大镜或解剖镜观察常见蚊种成蚊针插标本。

1. 中华按蚊(*Anopheles sinensis*)　灰褐色,中型蚊种。雌蚊触须粗壮,具 4 个白环,顶端 2 个白环宽,末端 2 个白环窄;翅前缘具 2 个白斑,尖端白斑大;腹侧膜上有"T"形暗斑,后足 1~4 跗节有窄端白环。

2. 嗜人按蚊(*Anopheles anthropophagus*)　灰褐色,中型蚊种。雌蚊触须较细,具 4 个白环,末端 2 个白环宽,常相互连接;翅前缘基部暗色;腹侧膜上无"T"形暗斑,后足跗节仅有窄端白环。

3. 微小按蚊(*Anopheles minimus*)　棕褐色,小、中型蚊种。雌蚊触须具 3 个白环,末端 2 个白环等长并夹一与白环约等长的黑环;翅前缘具 4 个白斑;各足跗节一致暗色。

4. 大劣按蚊(*Anopheles dirus*)　灰褐色,中型蚊种。雌蚊触须具 4 个白环,顶端白环最宽;翅前缘脉具 6 个白斑;各足股节和胫节都有白斑。

5. 淡色库蚊(*Culex pipiens pallens*)与致倦库蚊　褐色、红棕色或淡褐色,中型蚊种。喙无白环;腹部背面有基白带,淡色库蚊基白带下缘平整,致倦库蚊基白带的下缘呈弧状;足跗节无淡色环,末端有发达的爪垫。

6. 三带喙库蚊(*Culex tritaeniorhynchus*)　棕褐色,小型蚊种。喙中段有一宽阔白环,触须尖端白色;第 2~7 腹节背面基部有淡黄色的狭带;各足跗节基部有一细窄的白环。

7. 白纹伊蚊(*Aedes albopictus*)　中小型蚊种,黑色,体有银白色斑纹。中胸盾片正中有 1 个白色纵纹;腹部背面 2~6 节有基白带;后跗 1~4 节有基白环,末节全白。

8. 埃及伊蚊(*Aedes aegypti*)　中型蚊种,深褐色或黑色且具银白色或白色斑纹。中胸背面两肩侧有 1 对由白宽弯鳞形成的长柄镰刀状斑,两白斑之间有 1 对金黄色纵线,形成 1 个弦琴状斑纹。

三、实验技术操作

昆虫针插标本的制作如下。

扫码看视频

1.实验材料与器材　昆虫标本盒、昆虫针、经乙醚麻醉的昆虫标本、镊子等。

2. 操作步骤

（1）用镊子取 1 只形态完整的蚊置于干净的白纸上，昆虫针从蚊胸背板中间插入，从腹部腿间穿出，适度调整蚊的位置。

（2）制作好的标本烘干后，可放入昆虫标本盒中保存。

3.注意事项

（1）昆虫针依大小分为 0～5 号。根据昆虫标本大小不同，选择合适的昆虫针。

（2）各种昆虫针插位置：对于半翅目昆虫，针插于小盾片中央；对于鳞翅目、双翅目、膜翅目昆虫，针插于中胸背板中央；对于鞘翅目昆虫，针插于右翅鞘基部靠近中缝处。

（3）标本一般在 50 ℃的恒温箱中烘一周左右即可。可用日晒法代替。不可用微波炉、烤箱或煤气炉烘干。

四、作业

（1）观察并描述蚊成虫的结构。

（2）比较按蚊、库蚊、伊蚊生活史各期形态的主要鉴别特征。

（梁韶晖）

第二节　白蛉（Sandflies）

【自学标本观察】

大体标本观察：用解剖镜观察白蛉成虫封片标本。

显微镜观察：中华白蛉雄蛉玻片标本、中华白蛉咽甲和受精囊玻片标本。

【示教标本观察】

显微镜观察：白蛉卵、白蛉幼虫、白蛉蛹玻片标本。

【实验技术操作】

昆虫封片标本制作。

一、自学标本观察

（一）白蛉成虫封片标本 （解剖镜或显微镜观察）

成虫棕黄色，体长 1.5～4.0 mm，全身密被细毛。分头部、胸部、腹部 3 个部分（图 10-2-1）。

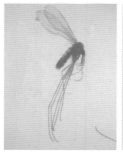
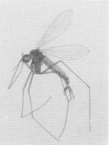

雌蛉　　　　　雄蛉

图 10-2-1　白蛉成虫

1．头部　1 对复眼明显；触角细长，分 16 节；喙约与头等长，伸向前方；喙旁有触须 1 对，向头下后方弯曲。

2．胸部　胸背隆起呈驼背状；翅狭长呈桃叶状，停立时两翅向背面竖立展开，与躯体约成 45°角，两翅呈"V"状；足 3 对，细长。

3．腹部　由 10 节组成，多被毛；前 7 节相似，第 8 节很小，最后 2 节特化为外生殖器；雄蛉尾端有抱握器，雌蛉尾端有 1 对触须；腹部第 2～6 节的长毛或竖立或平卧或两者夹杂，据此特征，白蛉可分为竖立毛白蛉、平卧毛白蛉和交杂毛白蛉 3 类。

（二）中华白蛉（*Phlebotomus chinensis*）雄蛉玻片标本（低倍镜观察）

雄蛉玻片标本（卡红染色）如图 10-2-1 所示。

翅纵脉 6 条，其中第 2 纵脉分 3 支，第 4、5 纵脉各分 2 支。尾端的抱握器由上抱器、下抱器、阳茎和生殖丝等组成。

（三）中华白蛉咽甲和受精囊玻片标本（低倍镜或高倍镜观察）

显微镜下观察中华白蛉咽甲和受精囊玻片标本（卡红染色）。

1．咽甲　中华白蛉头部解剖出来的消化道前端。最前端为喙或下唇，口腔紧接于喙，口腔之后为咽，咽甲位于咽内壁后部，咽甲的形态随蛉种不同有较大的差异。中华白蛉咽近似于烧瓶状，咽甲有尖齿，前部和中部的齿较大而疏，后部的齿较小而密，齿后有若干横脊。

2．受精囊　从中华白蛉雌蛉尾端解剖出来的生殖器官，也是鉴别虫种的重要依据。中华白蛉受精囊在高倍镜下似玉米棒，有 11～13 节，但分节不完全，囊顶端有一簇小毛，囊长宽比为（2.5～3）∶1。

二、示教标本观察

取玻片标本，于显微镜下观察。

1．卵　长椭圆形，大小为 0.38 mm×0.12 mm，卵壳上有斑纹（图 10-2-2）。

2．幼虫　小毛虫状，分为 4 龄。1 龄幼虫尾端有 1 对尾鬃，2～4 龄幼虫尾端有 2 对尾鬃（图 10-2-2）。

3．蛹　体外无茧，透过蛹皮可见发育中的成虫，尾端附有 4 龄幼虫蜕下的外皮，幼虫外皮的 2 对尾鬃清晰可见（图 10-2-2）。

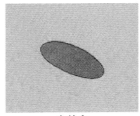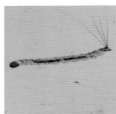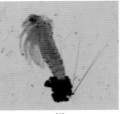

白蛉卵　　　　　千龄幼虫　　　　　蛹

图 10-2-2　白蛉卵、4 龄幼虫和蛹

三、实验技术操作

昆虫封片标本常用于在显微镜或放大镜下观察昆虫的形态特征，适用于观察白蛉、蠓和蚤等小型昆虫成虫，以及昆虫的幼虫、虫卵等阶段的形态特征。

昆虫封片标本制作过程如下。

1．成虫　用氯仿或乙醚麻醉，或用毒瓶杀死成虫，将成虫放入 70％乙醇，再浸入 10％氢氧化钾溶液中，待外骨骼软化后取出，用蒸馏水清洗，必要时用卡红染色液等进行染色。随后以 70％乙醇、80％乙醇、90％乙醇、100％乙醇依次进行脱水，经冬青油透明后，再以阿拉伯胶封片，干燥后即完成制作。

2.卵　经 70% 乙醇固定后，依次用 80% 乙醇、90% 乙醇、100% 乙醇进行脱水，每 3～4 h 更换乙醇一次，经冬青油透明后，用阿拉伯胶封片。

3.幼虫、蛹　用 60～70 ℃ 热水杀死幼虫或蛹，其他步骤同成虫标本处理。

4.干标本封片　将干燥保存的白蛉标本，置于凹载玻片的凹内，在凹周加少许阿拉伯胶，加盖玻片封存，注意避免胶液流入凹内。

四、作业

绘制白蛉成虫图。

（彭礼飞）

第三节　蝇（Flies）

【自学标本观察】

大体标本观察：舍蝇成蝇的针插标本。

显微镜观察：蝇头、蝇足玻片标本，舍蝇幼虫后气门玻片标本。

【示教标本观察】

大体标本观察：常见蝇种针插标本，蝇卵、蝇幼虫、蝇蛹标本等。

显微镜观察：蝇卵玻片标本，厩螫蝇刺吸式口器。

一、自学标本观察

（一）舍蝇成蝇的针插标本（解剖镜观察）

舍蝇为中型蝇种，体分头部、胸部、腹部，全身密被鬃毛（图 10-3-1）。

1.头部　近似半球形。复眼大，两眼间距雄蝇较窄，雌蝇较宽。头顶有 3 个排成三角形的单眼。颜面中央有 1 对触角，下方为舐吸式口器。

2.胸部　前胸和后胸退化，中胸特别发达；中胸翅 1 对，足 3 对，背部有 4 条黑色纵斑。

3.腹部　橙黄色。由 10 节组成，一般仅可见前 5 节，后 5 节演化为外生殖器。

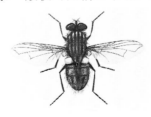

图 10-3-1　舍蝇成蝇

（二）蝇头玻片标本（低倍镜观察）

复眼 1 对，由许多小眼组成。触角 1 对，分 3 节，第 3 节中段有触角芒（毛），呈羽毛状。舐吸式口器由基喙、中喙和唇瓣组成（图 10-3-2）。基喙末端有下颚须 1 对。唇瓣发达，分 2 叶，由对称排列的凹沟组成。

（三）蝇足玻片标本（低倍镜观察）

跗节分 5 节，末端有爪和爪垫，爪垫上密布细毛，爪中间有爪间突（图 10-3-3）。

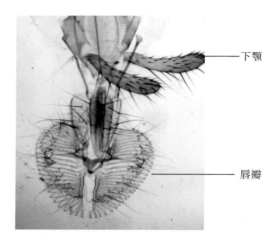

图 10-3-2　蝇舐吸式口器

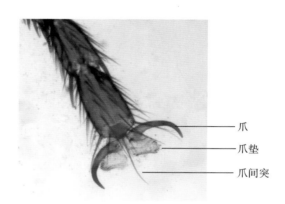

图 10-3-3　蝇足

（四）舍蝇 3 龄幼虫后气门玻片标本（低倍镜观察）

舍蝇 3 龄幼虫有后气门 1 对，分别呈"D"形，气门环完整。气门钮呈纽扣状，位于内侧中央凹入处。气门裂 3 个，呈带状弯曲排列（图 10-3-4）。蝇幼虫的后气门形态因种属不同而异。

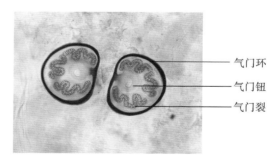

图 10-3-4　蝇后气门

二、示教标本观察

（一）蝇卵（放大镜观察）

蝇卵呈卵白色，长约 1 mm，椭圆形或香蕉形，一端较大，另一端较小（图 10-3-5）。

（二）蝇幼虫（肉眼观察）

蝇幼虫分 3 龄，长 1～13 mm（图 10-3-5）。多为乳白色，圆柱形，头端尖细，尾端呈截断状，有后门一对，活幼虫能进行伸缩运动，运动活跃。

（三）蝇蛹（肉眼观察）

蛹壳颜色可由浅变深，至棕褐色或黑色，圆筒形，长 5～8 mm（图 10-3-5）。

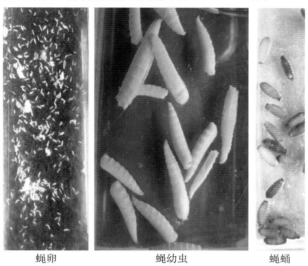

| 蝇卵 | 蝇幼虫 | 蝇蛹 |

图 10-3-5 蝇卵、蝇幼虫和蝇蛹

（四）蝇翅玻片标本（低倍镜观察）

低倍镜下观察，蝇翅有 6 条纵脉，均不分支，第 4 纵脉后端弯曲，此形态特征可作为部分种属的鉴别依据。舍蝇翅第 4 纵脉末端向上急弯成折角，其梢端与第 3 纵脉靠近。

（五）厩螫蝇刺吸式口器（解剖镜观察）

下颚须细短，中喙细长而坚硬（图 10-3-6）。唇瓣小，假气管退化，口前齿发达。

（六）常见蝇种针插标本（解剖镜观察）

观察其他常见蝇种的大小、颜色、金属光泽、斑纹（图 10-3-7）。

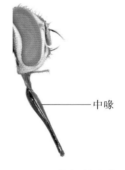

中喙

图 10-3-6 厩螫蝇刺吸式口器

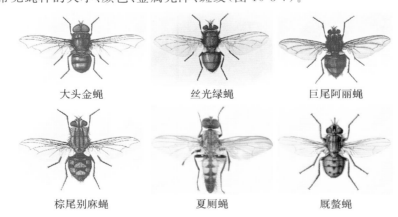

| 大头金蝇 | 丝光绿蝇 | 巨尾阿丽蝇 |
| 棕尾别麻蝇 | 夏厕蝇 | 厩螫蝇 |

图 10-3-7 部分常见蝇种

1. 大头金蝇（*Chrysomyia megacephala*） 体长 8～11 mm，躯体肥大，头宽于胸，体有青绿色金属光泽，复眼大，呈鲜红色，颊部橙黄色。

2. 丝光绿蝇（*Lucilia sericata*） 体长 5～10 mm，有铜绿色或蓝绿色金属光泽，颊部银白色，胸背部鬃毛发达，翅的第 4 纵脉弯曲情况同舍蝇。

3. 巨尾阿丽蝇（*Aldrichina grahami*） 体长 5～12 mm，颊部黑色，胸部暗青灰色，胸背面前部中央有 3 条短黑色纵纹，中央的 1 条较宽，腹部背面有深蓝色金属光泽。

4. 棕尾别麻蝇（*Boettcherisca peregrina*） 体长 6～13 mm，暗灰色，中胸背面有 3 条黑色纵纹，腹部背面有黑白相间的棋盘状斑。

5. 夏厕蝇（*Fannia canicularis*） 体长 5～7 mm，腹部第 3、4 背板有倒"T"形暗斑，其两侧呈黄色。

6. 厩腐蝇（*Muscina stabulans*） 体长 6～9 mm，胸部背面有 4 条暗黑色条纹，中央 2 条较明显。

7. 厩螫蝇（*Stomoxys calcitrans*） 体长 5～8 mm，形似家蝇，有刺吸式口器，胸部背面有不清晰的 4 条黑色纵纹。

三、作业

写出蝇与传播疾病有关的形态特征。

（彭礼飞）

第四节　蠓（Midges）

【自学标本观察】
解剖镜观察：蠓成虫标本。

一、自学标本观察

解剖镜下观察蠓成虫标本。虫体呈褐色或黑色，体微小，多长 1～4 mm（图 10-4-1）。头部近球形。复眼发达，呈肾形。雄蠓两眼相邻接，雌蠓两眼间距较宽。触角 1 对，丝状，分 15 节。在触角基部之后有单眼 1 对。有刺吸式口器。中胸发达，前、后胸退化，胸部背面呈圆形隆起。翅短宽，翅上常有斑纹和微毛，斑纹和微毛的大小、形状、颜色、位置等多为分类依据。足 3 对，细长。腹部 10 节，雌蠓腹部末端有尾须 1 对；雄蠓的第 9、10 腹节特化为外生殖器。

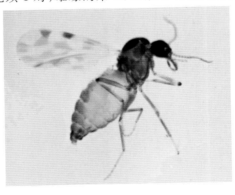

图 10-4-1　库蠓成虫

二、作业

绘制成蠓图。

（彭礼飞）

第五节　蚤（Fleas）

【自学标本观察】

显微镜观察：蚤成虫玻片标本。

【示教标本观察】

显微镜观察：蚤卵、幼虫和蛹等玻片标本。

一、自学标本观察

显微镜下观察蚤成虫玻片标本。

印鼠客蚤（*Xenopsylla cheopis*），亦称开皇客蚤，几丁质化程度较浅，体形短圆，眼较大。雌蚤长约 2.5 mm，雄蚤稍短。头、胸、腹节上无栉，眼鬃 1 根，位于眼的前方；受精囊的头部与尾部宽度相近（图 10-5-1）。

1. 头部　略呈三角形；触角 1 对，分 3 节，藏在触角窝内；触角窝前有单眼 1 对；颊前方腹面有刺吸式口器。下唇须长，可达前足基节末端。

2. 胸部　足 3 对，长而发达，尤以后足特别发达；跗节分为 5 节，末节具有爪 1 对。

3. 腹部　分 10 节，前 7 节为正常腹节，每节背板两侧各有气门 1 对；雄蚤第 8、9 腹节，雌蚤第 7～9 腹节变为外生殖器，第 10 腹节为肛节；第 7 节背板后缘两侧各有一组臀前鬃；臀板略呈圆形，板上有若干杯状凹陷并且各具 1 根细长鬃和许多小刺。雌蚤在第 7、8 腹板位置可见几丁质较厚的受精囊，受精囊呈"C"形。雄蚤腹部第 9 背板和腹板分别形成上抱器和下抱器。

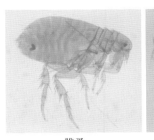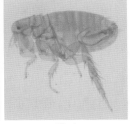

雌蚤　　　　　　　　雄蚤

图 10-5-1　印鼠客蚤

二、示教标本观察（显微镜观察）

显微镜下观察玻片标本，如下。

1. 卵　椭圆形，长 0.4～2.0 mm。

2. 幼虫　形似蛆而小，分 3 龄。成熟幼虫体长可达 4～6 mm。

3. 蛹　茧呈黄白色，表面常粘着一些灰尘或碎屑，蛹具成虫雏形，头、胸、腹和足均已形成。

4. 常见蚤类

（1）致痒蚤（*Pulex irritans*）：亦称人蚤，头、胸、腹上均无栉，在眼下方有眼鬃 1 根；受精囊的头部较大而圆，颜色深，尾部呈钩指状。

（2）猫栉首蚤（*Ctenocephalides felis*）：颊部边缘有 1 排梳状颊栉，前胸后缘有 1 排梳状前胸栉（图 10-5-2）。

（3）方形黄鼠蚤（*Citellophilus tesquorum*）：眼的前方有眼鬃 3 根；无颊栉，前胸栉 18～22 根；受精囊的头部呈椭圆形，尾部呈香蕉形。

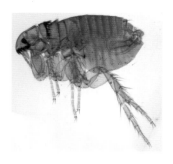

图 10-5-2　猫栉首蚤

三、作业

绘制印鼠客蚤头部图。

（彭礼飞）

第六节　虱（Lice）

【自学标本观察】

显微镜观察：人虱和耻阴虱的玻片标本。

（一）人虱（玻片标本观察）（图 10-6-1）

人虱体形狭长，背腹扁平，呈灰黑色或灰白色。雌虱体长 2.4～4.4 mm，雄虱体长 2.0～3.5 mm。人虱头部略呈菱形，头前端具有刺吸式口器，口器可伸缩，适于穿刺和吮吸。触角 1 对，分 5 节，眼 1 对位于头部两侧突出处；胸部 3 节融合，具有 3 对足，粗壮且大小相似，足跗节末端生一弯曲的爪，胫节末端内侧生一指状胫突，与爪相对，形成强有力的握器，适于紧抓毛发；腹部通常可见 7 节，雄虱腹部较狭小，末端钝圆，近似"V"形，有交合刺伸出，雌虱腹部末端分 2 叶，呈"W"形（图 10-6-1）。根据寄生部位的不同，人虱分为人头虱和人体虱。人头虱除体较小、较黑外，其他形态学特征与人体虱相似。

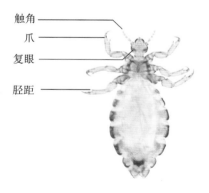

触角
爪
复眼
胫距

图 10-6-1　人体虱雌性成虫

（二）耻阴虱（玻片标本观察）（图 10-6-2）

耻阴虱虫体粗短，形似蟹；雌虱体长 1.5～2.0 mm，雄虱体长 0.8～1.2 mm；腹部宽略大于长。足 3 对，前足和爪均相对细小，中、后足胫节和爪明显粗大。腹部第 1～4 节愈合，第 5～8 节侧缘有圆锥形疣状突起，上着生刚毛（图 10-6-2）。

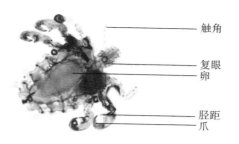

图 10-6-2　耻阴虱雌性成虫

触角
复眼
卵
胫距
爪

（刘文权）

第七节　臭虫（Bedbugs）

【自学标本观察】

显微镜观察：臭虫的玻片标本。

臭虫成虫（大体标本观察）如图 10-7-1 所示。

成虫背腹扁平，卵圆形，呈红褐色。体长 4～6 mm，体表生有细毛。头部两侧有 1 对突出的复眼。头部前下端具有刺吸式口器，不吸血时向后弯折在头、胸部腹面的纵沟内，吸血时向前伸出，与体约成直角。触角 1 对，能弯曲的有 4 节，前端较细。眼 1 对，位于头部两侧突出处。前胸背板大而明显，其前缘有一凹陷，头部即嵌在凹陷内，侧缘弧形，后缘向内微凹。中胸小，其背板呈倒三角形。后胸背板被 1 对翅基遮盖。在中、后足基部间有 1 对新月形的臭腺孔。成虫具有 3 对大小相似的足，足跗节末端生一弯曲的爪；腹部宽阔，外观可见 8 节。雌虫腹部后端钝圆，末端有生殖孔，第 5 节腹面后缘右侧有 1 个交合口。雄虫腹部后端窄而尖，端部有一镰刀形的阳茎。

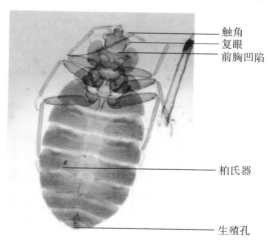

触角
复眼
前胸凹陷

柏氏器

生殖孔

图 10-7-1　温带臭虫雌虫

（刘文权）

第八节　蜚蠊（Cockroaches）

【自学标本观察】

针插标本观察：德国小蠊和美洲大蠊的成虫、若虫。

瓶装标本观察：德国小蠊卵鞘。

一、自学标本观察

（一）成虫（针插标本观察）（图 10-8-1）

成虫背腹扁平，椭圆形，大蠊属体长 20～40 mm，小蠊属体长 10～14 mm；一般为褐色、红褐色、暗褐色或棕黄色，有些种类表面具有油光亮泽。虫体分头部、胸部、腹部 3 个部分；头部小，且向下弯曲；细长触角 1 对；口器为咀嚼式；前胸背板宽大，其大小、形状、颜色、斑纹因种而异，翅 2 对，前翅革质，后翅膜质，3 对足发达；腹部分为 10 节。雄虫尾端有腹刺 1 对；雌虫尾端呈分叶状，能夹持卵鞘（图 10-8-1）。

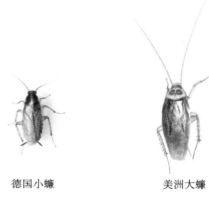

德国小蠊　　　　　　　美洲大蠊

图 10-8-1　蜚蠊成虫

（二）卵鞘（瓶装标本观察）

卵鞘呈暗褐色，形似钱夹，外鞘坚硬，卵成对排列于鞘内。

（三）若虫（针插标本观察）

若虫体小，无翅，其他形态特点与成虫相似，生殖器官未发育成熟。

二、作业

查阅资料，谈谈防治蜚蠊的方法。

（刘文权）

第十一章　蜱螨(Ticks and Mites)

第一节　蜱(Ticks)

【自学标本观察】

显微镜观察:硬蜱和软蜱成虫标本。

显微镜下观察蜱玻片标本(图 11-1-1、图 11-1-2)。

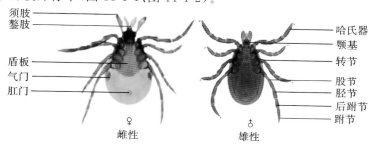

图 11-1-1　硬蜱成虫

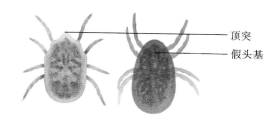

图 11-1-2　软蜱成虫

蜱虫体呈椭圆形,饥饿时腹背扁平,背面稍隆起,成虫体长 2～10 mm;饱血后胀大如赤豆或蓖麻子,大者可长达 30 mm。体表革质,背面或具壳质化盾板。体形前窄后宽,两侧对称。成虫、若虫均有 4 对足,幼虫有 3 对足,气门位于第 4 对足基节外侧。虫体分颚体和躯体 2 个部分,颚体位于前端,又称假头。口下板有倒生逆齿。

1. **硬蜱成虫(玻片标本)**　虫体呈圆形或长圆形,假头位于躯体前端,由颚基、螯肢、口下板、须肢组成,螯肢 1 对呈杆状,由颚基背面正中央伸出,尖端有倒齿;口下板由颚基腹部伸出,上有左右对称的纵列逆齿;须肢 1 对,分 4 节。成虫在躯体背面有壳质化较强的盾板(图 11-1-1)。

2. **软蜱成虫(玻片标本)**　基本形态与硬蜱相似。虫体呈椭圆形,棕褐色或土黄色;假头位于躯体腹面前端,背面不可见;躯体体表呈皱纹状、颗粒状、疣突状或有盘状凹陷,背面无盾板(图11-1-2)。

(孔庆明)

第二节 螨(Mites)

【自学标本观察】

显微镜观察:疥螨、蠕形螨、革螨、恙螨、尘螨和粉螨玻片标本。

【实验技术操作】

透明胶带粘贴法查蠕形螨。

一、自学标本观察

(一)疥螨成虫玻片标本（低倍镜观察）（图 11-2-1）

成虫虫体近圆形或椭圆形,背面隆起,乳白色或淡黄色;雄螨体长 0.2～0.3 mm,雌螨长 0.3～0.5 mm。虫体分为颚体和躯体 2 个部分,颚体短小,由螯肢、须肢各 1 对组成。螯肢呈钳形,尖端具有小齿;须肢粗短,分 3 节。体表遍布波状横纹,躯体背面有鳞片状皮棘及成对的杆状刚毛和长鬃,腹面有足 4 对,粗短呈圆锥状,分为前、后 2 组,组间距离较大。前 2 对足跗节上有爪突,末端均有带长柄的吸垫。雌螨后 2 对足的末端各具有 1 根长鬃,而雄螨的第 3 对足末端具长鬃,第 4 对足末端为带长柄的吸垫(图 11-2-1)。

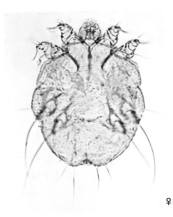

♀

图 11-2-1 疥螨(雌性)

(二)蠕形螨成虫玻片标本（低倍镜观察）（图 11-2-2）

成虫虫体细长,呈蠕虫状,乳白色,半透明,长 0.1～0.4 mm,雌螨略大于雄螨。虫体分为颚体和躯体 2 个部分。颚体宽短呈梯形,有针状螯肢 1 对,须肢 1 对(分 3 节);躯体又分为足体和末体,足体腹面有足 4 对,粗短呈芽突状,末体表面有明显的环状横纹。毛囊蠕形螨(*Demodex folliculorum*)较长,末体占躯体长度的 2/3～3/4,末端较钝圆(图 11-2-2);皮脂蠕形螨(*Demodex brevis*)较粗短,末体约占躯体长度的 1/2,末端略尖,呈锥状(图 11-2-2)。

(三)革螨成虫玻片标本（低倍镜观察）（图 11-2-3）

成虫圆形或椭圆形,背腹扁平,体长 0.2～3 mm;黄色或褐色,鲜红色或暗红色。虫体分为颚体和躯体 2 个部分。颚体位于躯体前端,由颚基及螯肢、口下板、须肢各 1 对组成。躯体具有骨化的骨板,躯体背面有 1～2 块背板。雌螨腹面有胸板、生殖板、腹板和肛板等骨板,雄螨腹面的骨板则往往愈合为一块全腹板。腹面靠颚体后面正中有一叉形的胸叉,有足 4 对(图 11-2-3)。

(四)恙螨玻片标本（低倍镜观察）（图 11-2-4）

成虫和若虫虫体全身布满绒毛,外表呈"8"字形或葫芦形,不分头、胸、腹。足 4 对,第 1 对特别

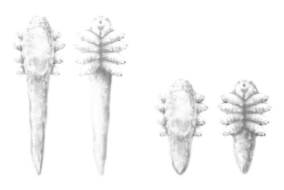

图 11-2-2 毛囊蠕形螨和皮脂蠕形螨

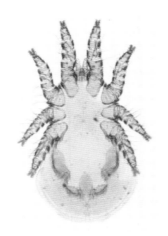

图 11-2-3 革螨

长,虫体呈红色、橙色、土黄色或乳白色。幼虫椭圆形,细沙粒大小,长 0.2～0.5 mm,多为沙红色,有的呈淡黄橙色或乳白色,颚体位于体前端,正中有 1 对刺吸螯肢,末端爪状,两侧有 1 对分节须肢。躯体前背面有一长方形大盾板,外围有盾板毛,盾板毛的排列与数目是重要的鉴别依据(图 11-2-4)。

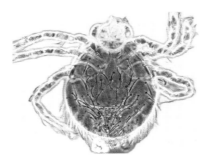

图 11-2-4 恙螨幼虫

（五）尘螨成虫玻片标本（低倍镜观察）（图 11-2-5）

成虫椭圆形,体长 0.2～0.5 mm,乳黄色,饱食后半透明;表面具细密波状皮纹和少量刚毛。虫体分为颚体和躯体 2 个部分。颚体位于躯体前端,有钳状螯肢和须肢各 1 对。躯体背面前端有狭长的前盾板,雄螨背面后端有后盾板及 1 对臀板;躯体肩部有 1 对长鬃,尾端有 2 对长鬃;腹面有足 4 对,各足跗节末端有钟罩形吸盘爪垫。

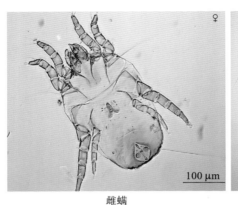 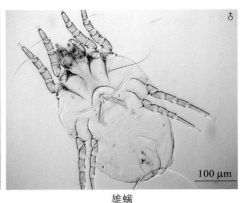

雌螨　　　　　　　　　　　　　　　　雄螨

图 11-2-5　尘螨成虫

（六）粉螨成虫玻片标本（低倍镜观察）（图 11-2-6）

成虫体长 0.1～0.5 mm，多呈白色，如粉末，体表有长毛，可数。虫体分为颚体和躯体 2 个部分。躯体背面前端有盾板，躯体的前半部与后半部之间有一条围颈沟。足 4 对，在足基节 I 与 II 间上方有基节上毛，其前方有一格氏器。雄螨有阳茎，雌螨生殖孔发达。

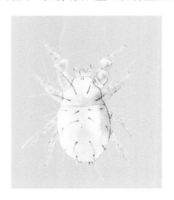

图 11-2-6　粉螨成虫

二、实验技术操作

透明胶带粘贴法查蠕形螨。

1. 实验材料与器材　载玻片、透明胶带、显微镜等。

2. 操作步骤

（1）在睡前洗净面部。

（2）将与载玻片等长的透明胶带粘贴在额、鼻尖、鼻沟、鼻翼等部位。

（3）次日清晨取下胶带纸，粘贴在载玻片上进行镜检。

注意：

①镜下查见蠕形螨即可确诊。

②此方法适合在夜晚进行检查，因为蠕形螨在夜晚会从毛孔和皮脂腺爬出，检查前一定要注意清洁面部，以免干扰观察结果。

③白天检查时可以采用挤压刮拭涂片法，但要注意面部卫生，防止发生细菌感染。

三、作业

（1）比较硬蜱、软蜱的主要形态特征并进行鉴别。

（2）查阅资料，以一种螨虫为例，阐述其致病基础与防治方法。

（孔庆明）

第五篇 "理论+实验"一体化翻转课堂

第十二章 原 虫 纲

知识目标:进一步掌握肠道原虫病的诊断防治原理和方法。

能力目标:能够对肠道原虫感染进行诊断,并提供科学的治疗和预防方法。

素质目标:通过"理论+实验"一体化教学,培养学生的团队协作能力和职业素养。

一、教学设计

(一)教学环境

(1)寄生虫学多媒体实验室(显微镜+镜下标本+大体标本)。

(2)每组提供讨论用白板。

(3)准备肠道原虫大体标本及镜下标本,供每位同学检查用。

(二)上课安排(共 90 min)

第一阶段:在肠道原虫"慕课堂"端进行知识点测试与查漏补缺(15 min)。

第二阶段:病例讨论(分组进行),形成一致的答案(15 min)。

第三阶段:拍摄诊断依据上传至"慕课堂"进行组内分享(30 min)。用手机拍摄镜下标本及大体标本,上传至"慕课堂"的课堂讨论区,可对好的标本图片进行点赞推荐。

第四阶段:通过小组汇报进行组间分享(组长汇报病例讨论结果)(20 min)。组长汇报,其他组同学可以对该组上传的标本图片进行点赞推荐。

第五阶段:形成性评价(完成 10 道单选题)与老师总结(10 min)。

二、教学内容

(一)第一阶段:知识点测试与查漏补缺

(1)溶组织内阿米巴的生活史时期包括(　　　)。

A. 组织型滋养体和肠腔型滋养体　　　B. 滋养体和包囊　　　C. 环状体和配子体

D. 速殖子和缓殖子　　　E. 雌配子体和雄配子体

(2)溶组织内阿米巴的致病时期是(　　　)。

A. 双核包囊　　　B. 肠腔型滋养体　　　C. 组织型滋养体

D. 囊前期　　　E. 四核包囊

(3)阿米巴痢疾的典型病理变化是(　　　)。

A. 肠壁组织溶解破坏而形成烧瓶样溃疡

B. 形成虫卵肉芽肿

C. 虫体在宿主细胞内大量繁殖导致细胞破坏

D. 虫体代谢产物引起的炎症反应

E. 抗原抗体复合物所致的变态反应

（4）下图所显示的是什么原虫的什么阶段？（   ）

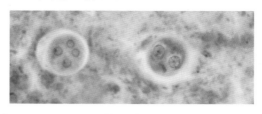

A. 溶组织内阿米巴包囊   B. 结肠内阿米巴包囊   C. 蓝氏贾第鞭毛虫包囊

D. 弓形虫包囊   E. 以上都不是

（5）下图所显示的是什么原虫的什么阶段？（   ）

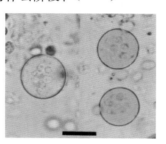

A. 溶组织内阿米巴包囊   B. 结肠内阿米巴包囊   C. 蓝氏贾第鞭毛虫包囊

D. 弓形虫包囊   E. 以上都不是

（6）蓝氏贾第鞭毛虫主要寄生在（   ）。

A. 小肠下段   B. 结肠   C. 十二指肠

D. 回盲部、结肠及直肠   E. 以上都不是

（7）下图所显示的是什么原虫？（   ）

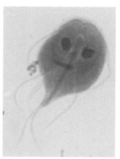
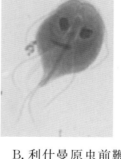

A. 阴道毛滴虫滋养体   B. 利什曼原虫前鞭毛体   C. 蓝氏贾第鞭毛虫滋养体

D. 弓形虫速殖子   E. 以上都不是

（8）下图所显示的是什么原虫的什么阶段？（   ）

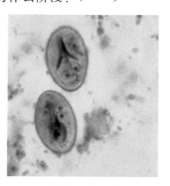

A. 溶组织内阿米巴包囊   B. 结肠内阿米巴包囊   C. 弓形虫包囊

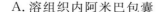

D. 蓝氏贾第鞭毛虫包囊   E. 以上都不是

(9)在急性阿米巴病疾患者粪便中可见到( )。

A. 包囊   B. 四核包囊   C. 组织型滋养体

D. 肠腔型滋养体   E. 以上都不是

(10)可能检出溶组织内阿米巴包囊的标本是( )。

A. 成形粪便   B. 黏液脓血便   C. 肝脓肿穿刺液

D. 脓血痰液   E. 以上都不是

（二）第二阶段：病例讨论

病例 1：

患者熊某（云南籍），男，23 岁，2006 年 11 月 19 日在海南某伐木工地出现隔日发冷、发热、出汗、头痛、头晕等症状，并在当地自购药物治疗（用药不详）后，症状有所缓解。随后与民工队（29人）于 12 月 1 日从海南前往广西凭祥，途中先后有 8 人发病，分别为：12 月 1 日在海口到湛江的渡船上 2 人发病，12 月 3 日到广西玉林时 2 人发病，12 月 4 日到广西凭祥（住迎宾酒店）时 2 人发病，12 月 5 日到伐木工地时 2 人发病。患者于 12 月 6 日下午 6 时许到凭祥市疾病预防控制中心就诊，疫情才得以发现。

讨论：

请结合致病机制详细分析该病例的病程及各项检查指标。该患者所患何病，如何治疗与预防感染？

病例 2：

患者，男，54 岁，农民，因腹痛、腹泻、排黏液血便 3 天而入院。入院前 3 天患者在家进食变质猪肉后即出现上述不适症状，脐周阵发性隐痛，有便意时出现，便后能缓解；腹泻每天 7～8 次，大便为黏液血便，"果酱"样，每次量少。病程中不伴别的症状。大便常规示脓细胞（＋＋＋）、红细胞（＋＋＋）。入院后考虑为急性肠炎，予以氧氟沙星 0.2 g，静脉注射，每 12 h 1 次；黄连素 0.3 g，口服，每天 3 次，4 天后症状无明显好转，每天仍腹泻 3～6 次，大便仍为黏液血便，近闻之有腐臭味，以后连续 3 次复查大便常规仍示脓细胞（＋～＋＋）、红细胞（＋～＋＋＋），大便培养（－）。

讨论：

请结合致病机制详细分析该病例的病程及各项检查指标。该患者所患何病，如何治疗与预防感染？

病例 3：

患者，男，39 岁。因发热、咽痛 5 天到医院就诊。患者平素体健。患者家中曾养猫。5 天前患者着凉后发热，轻度咽痛，体温波动在 39.5～40.0 ℃，无咳嗽、咳痰及咯血；无胸痛、胸闷、心悸及气短。医院诊断为急性上呼吸道感染，先后应用青霉素、左氧氟沙星、病毒唑及对症治疗，病情无缓解而到另一三甲医院就诊。查体：T 39 ℃，P 105 次/分，R 20 次/分，BP 120/80 mmHg。全身皮肤无皮疹、瘀点、瘀斑及皮下结节。周身浅表淋巴结无肿大。咽部充血，两侧扁桃体无肿大。甲状腺不大。心率 105 次/分，律齐，心音有力，各瓣膜听诊区未闻及杂音。肺、腹部、四肢关节均未见异常。门诊资料：血常规 WBC 6.1×10^9/L，RBC 4.2×10^{12}/L，Hb 140 g/L，PLT 682×10^9/L。因血小板异常增多，引起医生重视，进一步做了末梢血涂片，瑞氏染色，油镜（10×100）下行形态学检查，结果显示：PLT 200×10^9/L，单核细胞胞质内及细胞外可见散在、成堆、链条状分布的香蕉形小体，收住院治疗。

讨论：

请结合致病机制详细分析该病例的病程及各项检查指标。该患者所患何病，如何治疗与预防感染？

病例 4：

患者，女，25 岁，因尿急、尿频、尿痛于 10 月 3 日来医院就诊。尿液检查：外观轻度混浊，尿蛋白定性（±），潜血（±）。每高倍视野红细胞 0～1 个，白细胞（＋）。临床诊断为尿路感染，静滴药物治疗 5 天后，尿频、尿急、尿痛等尿路刺激症状基本消除，患者于 10 月 7 日出院。5 天后因再次出现上述尿路不适而就诊。尿液检查：外观混浊，尿蛋白定性（＋），潜血（＋）。每高倍视野红细胞 0～3 个，白细胞（＋＋）。与上次不同的是，低倍显微镜下检出了运动活泼的虫体。阴道分泌物检查结果：清洁度Ⅲ度，并找到虫体。

讨论：

请结合致病机制详细分析该病例的病程及各项检查指标。该患者所患何病，如何治疗与预防感染？

三、形成性评价

（1）对粪便检查溶组织内阿米巴包囊时，特别强调要多次送检，其主要原因是（　　　）。

A. 碘液涂片取粪量少　　　　　　　B. 易与非致病阿米巴包囊混淆

C. 虫体易自溶　　　　　　　　　　D. 排囊不规则，有间歇性

（2）关于阿米巴肝脓肿，下列哪项不正确？（　　　）

A. 肠道中阿米巴滋养体常经门静脉入肝而引起肝脓肿

B. 肝右叶多见

C. 典型脓液呈咖啡色

D. 穿刺检查可查见滋养体及包囊

（3）下图所显示的是什么原虫的什么阶段？（　　　）

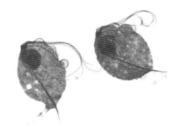

A. 蓝氏贾第鞭毛虫滋养体　　　　　B. 利什曼原虫前鞭毛体

C. 阴道毛滴虫滋养体　　　　　　　D. 布氏锥虫前鞭毛体

（4）下图显示的是什么原虫的什么阶段？（　　　）

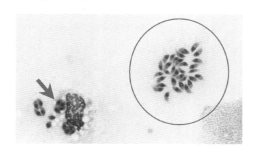

A. 杜氏利什曼原虫无鞭毛体　　　　B. 弓形虫速殖子

C. 蓝氏贾第鞭毛虫滋养体　　　　　D. 阴道毛滴虫滋养体

（5）下图显示的是什么原虫的什么阶段？（　　）

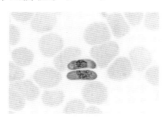

A. 弓形虫速殖子　　　　　　　　B. 间日疟原虫配子体

C. 恶性疟原虫配子体　　　　　　D. 利什曼原虫无鞭毛体

（6）蓝氏贾第鞭毛虫滋养体的形态特征为（　　）。

A. 虫体呈纵切为半的倒梨形　　　B. 有 1 个细胞核

C. 轴柱 1 根　　　　　　　　　　D. 鞭毛 2 对

（7）杜氏利什曼原虫无鞭毛体主要寄生在（　　）。

A. 人体的红细胞内　　　　　　　B. 人体的中性粒细胞内

C. 人体的嗜酸性粒细胞内　　　　D. 人体的巨噬细胞内

E. 中华白蛉的胃内

（8）配子体呈新月形的疟原虫是（　　）。

A. 恶性疟原虫　　　　　　　　　B. 间日疟原虫

C. 三日疟原虫　　　　　　　　　D. 卵形疟原虫

（9）以下哪种原虫完成生活史只需要一种宿主？（　　）

A. 蓝氏贾第鞭毛虫　　　　　　　B. 杜氏利什曼原虫

C. 刚地弓形虫　　　　　　　　　D. 疟原虫

（10）下列选项中，关于溶组织内阿米巴生活史的描述，错误的是（　　）。

A. 人因食入被成熟包囊污染的食物或水而感染

B. 包囊在肠腔中发育成滋养体，包囊不致病

C. 滋养体在肠腔中可发育成包囊，滋养体和包囊均可随粪便排出体外

D. 只有无症状带包囊者排出的粪便具有感染性

E. 人是溶组织内阿米巴的适宜宿主

（邹伟浩）

扫码看答案

第十三章 吸虫纲

知识目标：进一步掌握食源性吸虫病的诊断防治原理和方法。

能力目标：能够对食源性吸虫感染进行诊断，并提供科学的治疗和预防方法。

素质目标：通过"理论＋实验"一体化教学，培养学生的团队协作能力和职业素养。

一、教学设计

（一）教学环境

（1）寄生虫学多媒体实验室（显微镜＋镜下标本＋大体标本）。

（2）每组提供讨论用白板。

（3）准备食源性吸虫大体标本及镜下标本，供每位同学检查用。

（二）上课安排（共 90 min）

第一阶段：在食源性吸虫"慕课堂"端进行知识点测试与查漏补缺（15 min）。

第二阶段：病例讨论（分组进行），形成一致的答案（15 min）。

第三阶段：拍摄诊断依据上传至"慕课堂"进行组内分享（30 min）。用手机拍摄镜下标本及大体标本，上传至"慕课堂"的课堂讨论区，可对好的标本图片进行点赞推荐。

第四阶段：通过小组汇报进行组间分享（组长汇报病例讨论结果）（20 min）。组长汇报，其他组同学可以对该组上传的标本图片进行点赞推荐。

第五阶段：形成性评价（完成 10 道单选题）与老师总结（10 min）。

二、教学内容

（一）第一阶段：知识点测试与查漏补缺

（1）华支睾吸虫的保虫宿主有（　　　）。（多选题）

A. 犬　　　　　　　　　　B. 猫　　　　　　　　　　C. 猪

D. 鼠　　　　　　　　　　E. 家禽

（2）日本血吸虫的中间宿主为（　　　）。

A. 赤豆螺　　　　　　　　B. 扁卷螺　　　　　　　　C. 川卷螺

D. 钉螺　　　　　　　　　E. 拟钉螺

（3）吸虫生活史中所必需的中间宿主是（　　　）。

A. 食肉类哺乳动物　　　　B. 食草类哺乳动物　　　　C. 淡水鱼、虾

D. 水生植物　　　　　　　E. 淡水螺

（4）对于华支睾吸虫病的确诊有意义的是（　　　）。（多选题）

110

A. 询问有无生吃淡水鱼的病史　　B. 粪便生理盐水涂片检查虫卵

C. 十二指肠引流液检查虫卵　　D. 经肝穿刺胆管造影术

E. 痰液涂片检查虫卵

(5)华支睾吸虫的第二中间宿主有(　　)。

A. 带鱼　　　　　　　　　B. 螯虾　　　　　　　　　C. 黄鱼

D. 麦穗鱼　　　　　　　　E. 蝲蛄

(6)下述哪项不属于卫氏并殖吸虫致病范畴?(　　)

A. 成虫寄居肺部引起嗜酸性脓肿　　B. 成虫进入脑实质引起癫痫

C. 童虫穿透并损伤肠壁　　　　　　D. 成虫皮棘损伤组织

E. 成虫吸盘吸附肠壁引起炎症

(7)卫氏并殖吸虫病的首选诊断方法为(　　)。

A. 痰液中查虫卵　　　　　　　　B. 粪便生理盐水直接涂片查虫卵

C. 肺穿刺病理检查　　　　　　　D. 肺部计算机断层扫描(CT)

E. 免疫学皮内试验

(8)布氏姜片吸虫囊蚴寄生于(　　)。

A. 淡水鱼　　　　　　　　B. 淡水甲壳动物　　　　　C. 水生植物

D. 淡水螺　　　　　　　　E. 以上都不是

(9)日本血吸虫的保虫宿主是(　　)。

A. 急性患者　　　　　　　B. 无症状患者　　　　　　C. 牛等哺乳动物

D. 禽类　　　　　　　　　E. 钉螺

(10)晚期血吸虫病的主要临床表现是(　　)。

A. 腹痛、腹泻和黏液血便　　　　B. 门静脉高压症候群

C. 黄疸、肝区疼痛、肝功能下降　　D. 血吸虫异位损害　　　　E. 以上都不是

（二）第二阶段：病例讨论

病例 1：

患者,男,14 岁。与小伙伴们常到鱼塘捕鱼并烤鱼吃,一次捕鱼后约 21 天出现高热、上腹痛等症状,B 超示肝脾大,CT 示肝内胆管扩张,胆囊、胰、脾增大。抗炎治疗无效,血液中白细胞(WBC)、嗜酸性粒细胞(EOS)增多,血沉(ESR)加快。胆汁内查到某吸虫卵,肝功能异常,该吸虫皮内试验阳性。每克大便虫卵数(EPG) 456 个。予阿苯达唑治疗后病情好转,半年后复查,大便检查虫卵阴性,血清 ELISA 结果显示该虫 IgG 仍呈强阳性。

讨论：

请结合致病机制详细分析该病例的病程及各项检查指标。该患者所患何病,如何治疗与预防感染?

病例 2：

患者,男,39 岁,攀枝花市工人,21 年中一直在该市居住。现场调查某样本,经 Kato-Katz 法检出某寄生虫卵 4 个,EPG 96 个。患者精神尚可,发育未见异常。患者自述从小从未到过溪沟、小河捕鱼、捉虾并烧烤食用。因幼时曾有进食少许鱼、虾过敏史,故未再进食过任何鱼、虾,平常极少外出就餐。妻儿日常均喜食鱼、虾,每周购鱼、虾 1～2 次回家烹饪食用。调查了解得知患者家中用于剖、切、分割鱼类等食品的刀具、砧板从未生、熟分开,平常盛过生鱼、生虾的器皿有时没洗或未洗干净就盛熟食,患者还有烹饪鱼、虾时在未下锅前涂抹盐后品尝生鱼、虾咸淡的习惯,并习以为常。

讨论：

请结合致病机制详细分析该病例的病程及各项检查指标。该患者所患何病,如何治疗与预防

感染？

病例 3：

患者，女，40 岁，近 7 个月来持续低热，午后最高，达 37.4 ℃，伴下肢无力；咳嗽，少痰，拟诊为感冒，予抗感冒、抗感染治疗，未见明显好转，遂来某医院就诊。查体：WBC $14.3×10^9$/L（正常值 $4\sim10×10^9$/L），胸片提示肺纹理增粗，未见结核病灶，胸部螺旋 CT 提示纵隔处有一肿大淋巴结，连续 3 天痰液检查，葡萄球菌阳性。给予抗感染治疗。服药期间，患者病情好转，10 天后停药，症状又恢复。结核菌素试验呈弱阳性，又拟诊为结核病，并进行抗结核治疗，同时监测肾功能、肝功能。3 个月后，患者病情无好转，且出现食欲不振、头晕。近 2 个月曾两次到传染病院行加强 CT 及支气管镜检查，均未见异常，经专家会诊，诊断为神经官能症，给予中药治疗。至此患者病情已迁延 7 个月，依然感觉低热、下肢乏力、头晕、咳嗽。本月患者到某医学院病原免疫学教研室求治，详细询问患者病史时，患者诉在发病前半年左右曾两次食用涮蟹。遂行寄生虫学检查，粪便、痰液成虫、虫卵检查均呈阴性，某寄生虫抗体 ELISA（＋），经口服药物治疗 1 周，患者症状好转。

讨论：

请结合致病机制详细分析该病例的病程及各项检查指标。该患者所患何病，如何治疗与预防感染？

病例 4：

患者，男，19 岁，学生。因反复咳嗽、胸痛、胸闷伴气紧 1 年多，出现游走性包块 3 个月入院治疗。检查发现右肺下部呼吸音减弱。腹部正常。胸片示右侧胸腔积液，胸膜增厚。追问病史，患者在近两年间曾多次生食溪蟹。嗜酸性粒细胞计数 $2.6×10^8$/L。免疫学检查：肺吸虫皮内试验呈阳性；ELISA 呈阳性（1∶1280），痰液及大便检查均未查见虫卵。

讨论：

请结合致病机制详细分析该病例的病程及各项检查指标。该患者所患何病，如何治疗与预防感染？

三、形成性评价

（1）引起人体皮下病变的吸虫是（   ）。

A. 日本血吸虫   B. 华支睾吸虫

C. 布氏姜片吸虫   D. 卫氏并殖吸虫

（2）皮下型并殖吸虫病的常用诊断方法是（   ）。

A. 免疫学诊断   B. 痰液中查虫卵

C. 粪便中查虫卵   D. 穿刺检查

（3）卫氏并殖吸虫成虫的外形似（   ）。

A. 葵花籽仁   B. 生姜片

C. 半粒黄豆   D. 水缸

（4）华支睾吸虫对人体的危害主要是（   ）。

A. 胃溃疡   B. 肝脏受损

C. 小肠炎   D. 胰腺坏死

（5）日本血吸虫对人的危害主要是由于虫卵（   ）。

A. 机械性阻塞血管

B. 引起异物性肉芽肿反应

C. 分泌的可溶性虫卵抗原导致虫卵肉芽肿形成

D. 虫卵死亡后造成周围组织的变态反应

（6）布氏姜片吸虫寄生在（   ）。

A. 胆囊   B. 小肠

C. 结肠   D. 胃

(7)在人体内能引起幼虫移行症的吸虫为(　　)。

A. 并殖吸虫   B. 华支睾吸虫

C. 布氏姜片吸虫   D. 日本血吸虫

(8)以下哪项不属于吸虫的形态结构特征?(　　)。

A. 有口吸盘和腹吸盘   B. 多为雌雄同体

C. 无消化道   D. 无体腔

(9)布氏姜片吸虫卵的形态特征之一是(　　)。

A. 狭长形   B. 卵壳薄、卵盖不明显

C. 棕黄色   D. 内含一毛蚴

(10)日本血吸虫感染人体至成虫定居肠系膜静脉产卵需(　　)。

A. 15 天   B. 24～26 天

C. 30～35 天   D. 2 个月

（邹伟浩）

扫码看答案

第十四章 绦虫纲

知识目标：进一步掌握绦虫病的诊断防治原理和方法。

能力目标：能够对绦虫感染进行诊断，并提供科学的治疗和预防方法。

素质目标：通过"理论＋实验"一体化教学，培养学生的团队协作能力及向公众进行预防寄生虫病宣传教育的能力。

一、教学设计

（一）教学环境

（1）寄生虫学多媒体实验室（显微镜＋镜下标本＋大体标本）。

（2）每组提供讨论用白板。

（3）准备绦虫大体标本及镜下标本，供每位同学检查用。

（二）上课安排（共 90 min）

第一阶段：在绦虫"慕课堂"端进行知识点测试与查漏补缺（15 min）。

第二阶段：病例讨论（分组进行），形成一致的答案（15 min）。

第三阶段：拍摄诊断依据上传至"慕课堂"进行组内分享（30 min）。用手机拍摄镜下标本及大体标本，上传至"慕课堂"的课堂讨论区，可对好的标本图片进行点赞推荐。

第四阶段：通过小组汇报进行组间分享（组长汇报病例讨论结果）（20 min）。组长汇报，其他组同学可以对该组上传的标本图片进行点赞推荐。

第五阶段：形成性评价（完成 10 道单选题）与老师总结（10 min）。

二、教学内容

（一）第一阶段：知识点测试与查漏补缺

（1）关于绦虫，下列选项中不正确的是（　　）。

A. 虫体背腹扁平　　　　　　　　　B. 左右对称，大多分节

C. 链体是虫体最显著的部分　　　　D. 链体的节片中有雌、雄性生殖器官各一套

E. 生活史中只需要一个中间宿主

（2）确认带绦虫病已被治愈的证据是从患者粪便里找到带绦虫的（　　）。

A. 链体　　　　　　　　　B. 头节　　　　　　　　　C. 孕节

D. 成节　　　　　　　　　E. 虫卵

（3）在棘球蚴病流行的牧区，细粒棘球绦虫的终宿主和中间宿主是（　　）。

A. 人和狗　　　　　　　　B. 人和羊　　　　　　　　C. 狗和羊

D. 狗和人　　　　　　　　　　　　E. 羊和骆驼

（4）可经皮肤感染人的绦虫幼虫是（　　）。

A. 囊尾蚴　　　　　　　　　B. 似囊尾蚴　　　　　　　C. 泡球蚴

D. 棘球蚴　　　　　　　　　E. 裂头蚴

（5）微小膜壳绦虫的终宿主是（　　）。

A. 犬和猫　　　　　　　　　B. 人和鼠　　　　　　　　C. 食草类动物

D. 甲壳类昆虫　　　　　　　E. 鳞翅目昆虫

（6）棘球蚴病的传染源是患病的（　　）。

A. 羊　　　　　　　　　　　B. 犬　　　　　　　　　　C. 猪

D. 牛　　　　　　　　　　　E. 骆驼

（7）猪囊尾蚴与牛囊尾蚴的鉴别依据之一是（　　）。

A. 囊体的形态　　　　　　　B. 囊体的大小　　　　　　C. 头节的长短

D. 吸盘的位置　　　　　　　E. 顶突和小钩的有无

（8）下列哪项不是猪囊尾蚴病的诊断方法？（　　）。

A. 手术摘除皮下结节检查　　B. 眼底镜检查　　　　　　C. 影像学检查

D. 检查孕节子宫分支数目　　E. 免疫学试验

（9）猪带绦虫的头节特点之一是（　　）。

A. 方形　　　　　　　　　　B. 椭圆形　　　　　　　　C. 无顶突和小钩

D. 有顶突无小钩　　　　　　E. 有顶突和小钩

（10）关于链状带绦虫和肥胖带绦虫的描述，不正确的是（　　）。

A. 两种绦虫的虫卵相似　　　B. 成虫均可寄生于人的小肠

C. 囊尾蚴均可寄生于人体　　D. 成虫的头节均有吸盘

E. 均属圆叶目绦虫

（二）第二阶段：病例讨论

病例 1：

患者，男，31 岁，已婚，公司职员。1 周前发现粪便中有白色带状节片，无恶心、呕吐、反酸、腹痛、腹泻等症状。患者入院后询问病史，自述未离开原籍，无疫区疫水接触史，近期有进食生牛肉史。

讨论：

请结合致病机制详细分析该病例的病程及各项检查指标。该患者所患何病，如何治疗与预防感染？

病例 2：

患者，女，32 岁，因右下肢麻木疼痛 1 年余入院。入院时体格检查：右下肢肌力 Ⅳ 级，右下肢痛、温、触觉减退，鞍区感觉正常，深、浅反射正常。入院时腰段脊髓 MRI 示：腰 5～骶 2 脊髓节段有不规则信号影，增强扫描示异常条索状强化。椎管造影检查示造影剂停留在第 5 腰椎椎管，第 5 腰椎椎管以下不通畅。全身麻醉下行椎管内病变探查术。术中发现第 5 腰椎椎管内神经根广泛粘连，无脑脊液，部分分离粘连神经，在粘连神经上界发现一条状白色组织，牵拉病变长约 20 cm（见下页图），并发现一些碎裂的条索状白色组织。术后病理证实为某种绦虫蚴。术后追问病史发现患者年幼时有生吃螃蟹史。

讨论：

请结合致病机制详细分析该病例的病程及各项检查指标。该患者所患何病，如何治疗与预防感染？

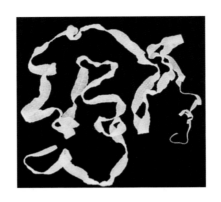

病例 3：

　　患者,男,36 岁,汉族,籍贯新疆。28 年前于牧区患肝棘球蚴病,曾做过 2 次手术,后离开牧区长期在外生活,数十年未再复发。8 年前右季肋部发现 1 个鹌鹑蛋大小的包块,无症状,未处理。3 年前包块突然迅速增大,遂就诊。胸腹部 CT 检查:肝内较多成簇分布的高密度钙化灶,较大者约 3.0 cm×2.5 cm。右下侧后胸壁见大片簇状囊状分隔影,呈皂泡样改变,自右侧肩胛骨下缘到平肚脐上缘水平,内侧至第 11 胸椎右侧缘水平;囊内密度基本均匀,接近水样密度,分隔可见散在点状高密度钙化影。病变区包绕右侧第 11 肋骨,肋骨骨质变薄、缺损,边缘不规则,呈膨胀性多囊状骨质破坏表现。CT 示肝内环形钙化灶,为既往虫体坏死后的转归,后方肋骨可见膨胀性骨质破坏,已无法完整显示肋骨形态,周围环绕葡萄串样棘球蚴囊,囊壁伴环形钙化,邻近胸壁软组织内亦可见寄生虫体棘球蚴囊侵犯(见下图左)。检查后完成第 1 次肋骨病灶清除术。术后 2 年,患者以腰背部胀痛再次入院。胸椎 MRI 检查:第 11 胸椎右侧份及右侧附件骨质破坏,相应层面椎管内可见多发囊状长 T1、长 T2 为主的混杂信号,邻近脊髓受压向左侧移位,并沿椎间孔向椎管外生长。下图右示棘球蚴囊已经穿破椎体及椎间孔进入椎管内,并明显压迫脊髓。

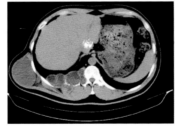
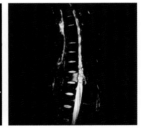

讨论：

　　请结合致病机制详细分析该病例的病程及各项检查指标。该患者所患何病,如何治疗与预防感染？诊断与治疗的注意事项有哪些？

案例 4：

　　患者,女,22 岁。平日为父母在某旅游区大排档做帮手,时常吃自家店的烧烤。2013 年 6 月 20 号,患者发现所排大便中有蠕动的白色节片,伴有肛周瘙痒,在当地医院和疾病预防控制中心就诊。患者于 10 月 28 日转到我中心诊治。检查:节片为乳白色,内有含六钩蚴的虫卵,血清脑囊虫抗体阴性,排除脑囊尾蚴病后给予驱虫治疗和鉴定病种。

讨论：

　　请结合致病机制详细分析该病例的病程及各项检查指标。该患者所患何病,如何治疗与预防感染？

三、形成性评价

(1)曼氏迭宫绦虫的感染阶段是(　　　)。

A.裂头蚴、囊尾蚴　　　　　B.裂头蚴、似囊尾蚴　　　　C.裂头蚴、原尾蚴

D.棘球蚴、原尾蚴　　　　　E.裂头蚴、六钩蚴

(2)细粒棘球绦虫的致病阶段是(　　　)。

A.原头蚴　　　　　　　　　B.成虫　　　　　　　　　　C.棘球蚴

D.虫卵　　　　　　　　　　E.六钩蚴

(3)细粒棘球绦虫的感染方式是(　　　)。

A.经口　　　　　　　　　　B.经皮肤　　　　　　　　　C.经媒介昆虫

D.经接触　　　　　　　　　E.经输血

(4)牛带绦虫孕节的子宫侧支数为每侧(　　　)。

A.7～13支　　　　　　　　B.13～15支　　　　　　　　C.15～30支

D.23～35支　　　　　　　　E.5～10支

(5)预防猪带绦虫病的有效措施应排除(　　　)。

A.加强肉类检查　　　　　　B.不吃生猪肉　　　　　　　C.管好厕所,建圈养猪

D.注意对猪粪的处理　　　　E.切生肉及熟食的刀板分开使用

(6)确诊猪带绦虫病的常用方法是(　　　)。

A.粪检虫卵　　　　　　　　B.检查孕节　　　　　　　　C.检查幼节

D.检查颈节　　　　　　　　E.肛门拭子法

(7)牛带绦虫对人体的危害不包括(　　　)。

A.可因体内自体感染引起牛囊尾蚴病

B.夺取营养

C.脱落的节片可引起牛囊尾蚴病

D.虫体可引起肠梗阻

E.异位寄生

(8)生活史中需要两个中间宿主的绦虫是(　　　)。

A.牛带绦虫　　　　　　　　B.缩小膜壳绦虫　　　　　　C.曼氏迭宫绦虫

D.微小膜壳绦虫　　　　　　E.猪带绦虫

(9)除经口感染人体外,还可经皮肤感染的绦虫有(　　　)。

A.猪囊尾蚴　　　　　　　　B.细粒棘球绦虫　　　　　　C.曼氏迭宫绦虫的裂头蚴

D.短膜壳绦虫　　　　　　　E.牛带绦虫

(魏海霞　邹伟浩)

扫码看答案

第十五章 线 虫 纲

→ 学习目标

知识目标：进一步掌握土源性线虫的诊断防治原理和方法。

能力目标：能够对土源性线虫感染进行诊断，并提供科学的治疗和预防方法。

素质目标：通过"理论＋实验"一体化教学，培养学生的团队协作能力和鉴别诊断能力。

一、教学设计

（一）教学环境

(1)寄生虫学多媒体实验室（显微镜＋镜下标本＋大体标本）。

(2)每组提供讨论用白板。

(3)准备线虫大体标本及镜下标本，供每位同学检查用。

（二）上课安排（共 90 min）

第一阶段：在土源性线虫"慕课堂"端进行知识点测试与查漏补缺(15 min)。

第二阶段：病例讨论（分组进行），形成一致的答案(15 min)。

第三阶段：拍摄诊断依据上传至"慕课堂"进行组内分享(30 min)。用手机拍摄镜下标本及大体标本，上传至"慕课堂"的课堂讨论区，可对好的标本图片进行点赞推荐。

第四阶段：通过小组汇报进行组间分享（组长汇报病例讨论结果）(20 min)。组长汇报，其他组同学可以对该组上传的标本图片进行点赞推荐。

第五阶段：形成性评价（完成 10 道单选题）与老师总结(10 min)。

二、教学内容

（一）第一阶段：知识点测试与查漏补缺

(1)以牛、羊为主要保虫宿主的线虫有(　　　)。

  A. 旋毛虫   B. 猪巨吻棘头虫   C. 美丽筒线虫

  D. 结膜吸吮线虫   E. 粪类圆线虫

(2)钩虫感染人体的主要方式及途径是(　　　)。

  A. 经皮肤感染   B. 经口感染   C. 经媒介昆虫叮咬感染

  D. 经胎盘感染   E. 自体感染

(3)检查丝虫病最常用的方法是(　　　)。

  A. 薄血膜法   B. 厚血膜法   C. 厚（薄）血膜涂片法

  D. 鲜血滴法   E. 浓集法

(4)蛔虫病最常用的实验室诊断方法为(　　　)。

A. 直接涂片法　　　　　　　B. 肛门拭子法　　　　　　C. 尼龙袋集卵法

D. 自然沉淀法　　　　　　　E. 饱和盐水漂浮法

（5）未受精蛔虫卵的结构特征之一是（　　　）。

A. 卵呈宽椭圆形　　　　　　B. 蛋白质膜薄，呈锯齿状

C. 卵壳较厚　　　　　　　　D. 内含 1 个卵细胞

E. 内含多个细胞

（6）蛔虫的感染阶段是（　　　）。

A. 感染期虫卵　　　　　　　B. 杆状蚴　　　　　　　　C. 丝状蚴

D. 蛔虫受精卵　　　　　　　E. 蛔虫未受精卵

（7）蠕形住肠线虫（蛲虫）的感染阶段为（　　　）。

A. 感染期卵　　　　　　　　B. 蛲虫幼虫　　　　　　　C. 杆状蚴

D. 丝状蚴　　　　　　　　　E. 微丝蚴

（8）鞭虫对人体的主要致病机制是（　　　）。

A. 成虫钻入肠黏膜引起损害

B. 成虫咬附在肠壁引起损害

C. 成虫前端插入肠黏膜下层，引起局部黏膜炎症反应

D. 成虫的代谢产物和机械性刺激

E. 夺取宿主营养

（9）十二指肠钩虫的体态（　　　）。

A. 呈"∫"形　　　　　　　　B. 呈蛇形　　　　　　　　C. 呈"（"形

D. 呈"6"字形　　　　　　　E. 呈杆状

（10）虫卵两端有透明栓的寄生虫为（　　　）。

A. 似蚓蛔线虫　　　　　　　B. 蠕形住肠线虫　　　　　C. 毛首鞭形线虫

D. 钩虫　　　　　　　　　　E. 旋毛虫

（二）第二阶段：病例讨论

病例 1：

患儿，女，11 岁，某小学学生。2015 年 10 月以突发性哮喘为主诉就诊。其母述患儿多于白天出现呼吸短促、干咳，但夜间哮喘加重，甚至出现端坐呼吸，有磨牙。腹部脐周隐痛，面黄形瘦。患儿皮肤上有时出现发痒性皮疹、风团，挠抓后形成条索状隆起。两年前曾有排虫史。体检：体温正常，两肺均闻及哮鸣音，胸片见肺纹理增粗。血常规：嗜酸性粒细胞比例增加至 63%。痰液检查也发现有大量嗜酸性粒细胞。

讨论：

请结合致病机制详细分析该病例的病程及各项检查指标。该患儿所患何病，如何治疗与预防感染？

病例 2：

患者，男，35 岁，化工厂工人。因发热、头痛、咽痛 7 天入院。患者 7 天前开始出现畏寒、发热，每天下午体温升高达 39～40 ℃，持续 3～4 h，出汗后体温可降至正常，并伴有全身肌肉及关节酸痛，颜面、眼睑出现水肿，眼结膜充血。在当地医院发现血中嗜酸性粒细胞比例高达 36%。多次涂片未查见疟原虫。乙肝两对半检测（一），血培养（一）。腹部 B 超提示轻度脂肪肝。胸片、心脏 B 超及头颅 CT 均未见异常。曾给予红霉素、病毒唑及口服氯喹和伯氨喹治疗无效转来我院。经询问，患者 20 余天前与三位该厂工人一起出差去云南曲靖，一同在该地某旅馆住宿及进食几天，吃过爆炒的猪肉。回厂后 10 天左右，同行 4 人先后出现类似症状。

讨论：

请结合致病机制详细分析该病例的病程及各项检查指标。该患者所患何病,如何治疗与预防感染?

病例 3：

患儿,女,14 岁,宁夏地区小学学生。以突发性哮喘为主诉就诊。患儿多于白天出现呼吸稍短促,轻度干咳,但夜间哮喘加重,甚至出现端坐呼吸,体温正常。患儿两肺均闻及哮鸣音,肝脏有轻度肿大,在哮喘的同时伴发痒性皮炎,两年前曾有排虫史。白细胞分类:嗜酸性粒细胞比例增加至63%。痰液检查发现大量嗜酸性粒细胞。胸片提示肺纹理增粗,大便检查中发现某种寄生虫卵。体检:上腹部触及一包块,质软,尚可活动。患儿经 B 超检查于上腹部探及团块状回声,界限清。口服造影剂后于左侧腹显示反"C"形肠袢,其内可见"发束状"阴影。

讨论：

请结合致病机制详细分析该病例的病程及各项检查指标。该患儿所患何病,如何治疗与预防感染?

病例 4：

患者,女,67 岁,有 2～3 天的腰痛史,患者主诉全身有烧灼感。患者的病史包括肺气肿、胰腺炎、胆石症及吸烟史。曾行内镜逆行胰胆管造影术(ERCP),当时在胆总管中发现了一条蠕虫并将其切除。该蠕虫在检查过程中受损,但获得的图像被拍摄下来,下图左和中显示了蠕虫的部分形态结构。大便检查中查看到下图右所显示的虫卵。

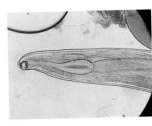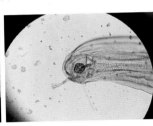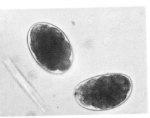

讨论：

请结合致病机制详细分析该病例的病程及各项检查指标。该患者所患何病,如何治疗与预防感染?

三、形成性评价

(1)丝虫致病的主要阶段是(　　　)。

A. 微丝蚴　　　　　　　B. 成虫　　　　　　C. 感染期幼虫

D. 杆状蚴　　　　　　　E. 腊肠期幼虫

(2)下列选项中哪项不是蛔虫病的并发症?(　　　)

A. 胆道蛔虫病　　　　　B. 肠梗阻　　　　　C. 阑尾炎

D. 肠穿孔　　　　　　　E. 消化功能紊乱

(3)在尿液中可查到的寄生虫病原体有(　　　)。

A. 丝虫微丝蚴　　　　　B. 蛲虫卵　　　　　C. 蛔虫卵

D. 钩虫卵　　　　　　　E. 鞭虫卵

(4)旋毛形线虫的感染方式为(　　　)。

A. 经口　　　　　　　　B. 经皮肤　　　　　C. 输血

D. 媒介昆虫叮咬　　　　E. 直接接触感染

(5)丝虫病的传染源主要是(　　　)。

A. 象皮肿患者　　　　　　　　B. 乳糜尿患者　　　　　　C. 无症状带虫者

D. 鞘膜积液患者　　　　　　　E. 蚊

（6）下列哪项不是鉴别十二指肠钩虫和美洲钩虫的形态学依据？（　　　）

A. 成虫的体形　　　　　　　　B. 成虫的口囊　　　　　　C. 雄虫的交合伞

D. 雄虫的交合刺　　　　　　　E. 虫卵的形态

（7）防治蛲虫病的中心环节是（　　　）。

A. 治疗患者　　　　　　　　　B. 做好环境卫生　　　　　C. 注意个人卫生

D. 防止再感染　　　　　　　　E. 消灭保虫宿主

（8）广州管圆线虫感染者的主要症状是（　　　）。

A. 肺部症状　　　　　　　　　B. 泌尿道症状　　　　　　C. 肠道症状

D. 贫血症状　　　　　　　　　E. 嗜酸性粒细胞增多性脑膜炎

（9）鞭虫病的防治原则不含有（　　　）。

A. 治疗患者和带虫者　　　　　B. 注意环境卫生　　　　　C. 注意个人卫生

D. 加强肉类检查　　　　　　　E. 加强粪便管理, 保护水源

（10）蛲虫病的主要症状是（　　　）。

A. 贫血　　　　　　　　　　　B. 腹泻　　　　　　　　　C. 肛门瘙痒

D. 食欲减退　　　　　　　　　E. 烦躁不安

（魏海霞　邹伟浩）

扫码看答案

第十六章　医学节肢动物

知识目标：进一步掌握医学节肢动物的重要种类及其与疾病的关系。

能力目标：能够对医学节肢动物传播的疾病进行诊断，并提供科学的防治方法。

素质目标：通过"理论＋实验"一体化教学，培养学生的团队协作能力和职业素养。

一、教学设计

（一）教学环境

（1）寄生虫学多媒体实验室（显微镜＋镜下标本＋大体标本）。

（2）每组提供讨论用白板。

（3）准备节肢动物大体标本及镜下标本，供每位同学检查用。

（二）上课安排（共 90 min）

第一阶段：在节肢动物"慕课堂"端进行知识点测试与查漏补缺（15 min）。

第二阶段：病例讨论（分组进行），形成一致的答案（15 min）。

第三阶段：拍摄诊断依据上传至"慕课堂"进行组内分享（30 min）。用手机拍摄镜下标本及大体标本，上传至"慕课堂"的课堂讨论区，可对好的标本图片进行点赞推荐。

第四阶段：通过小组汇报进行组间分享（组长汇报病例讨论结果）（20 min）。组长汇报，其他组同学可以对该组上传的标本图片进行点赞推荐。

第五阶段：形成性评价（完成 10 道单选题）与老师总结（10 min）。

二、教学内容

（一）第一阶段：知识点测试与查漏补缺

（1）生活史各期（除卵以外）均吸血，且不更换宿主的节肢动物是（　　　　）。

A. 蚊　　　　　　　　　　B. 蚤　　　　　　　　　　C. 舍蝇

D. 全沟蜱　　　　　　　　E. 白蛉

（2）生活史属于不完全变态的昆虫是（　　　　）。

A. 蚊　　　　　　　　　　B. 蝇　　　　　　　　　　C. 蚤

D. 虱　　　　　　　　　　E. 白蛉

（3）下列虫媒病中哪种不是由蚊传播的？（　　　　）

A. 丝虫病　　　　　　　　B. 疟疾　　　　　　　　　C. 登革热

D. 回归热　　　　　　　　E. 黄热病

（4）下列哪种蚊在白天刺吸人血？（　　　　）

A. 中华按蚊　　　　　　　　B. 白纹伊蚊　　　　　　　　C. 致倦库蚊

D. 微小按蚊　　　　　　　　E. 三带喙库蚊

(5)下列选项中硬蜱不能传播哪种疾病?(　　　)

A. 莱姆病　　　　　　　　　B. 流行性乙型脑炎　　　　　C. 森林脑炎

D. 克里米亚-刚果出血热　　　E. Q热

(6)既能机械性传播疾病又能生物性传播疾病的医学昆虫是(　　　)。

A. 臭虫　　　　　　　　　　B. 蠓　　　　　　　　　　　C. 蝇

D. 虱　　　　　　　　　　　E. 蜚蠊

(7)硬蜱与软蜱最主要的区别是(　　　)。

A. 虫体颜色的差异　　　　　B. 虫体的大小、形态不同

C. 颚体的构造不同　　　　　D. 盾板的有无

E. 盾板的大小

(8)常用的诊断疥疮的方法是(　　　)。

A. 粪便涂片法　　　　　　　B. 血液涂片法　　　　　　　C. 培养法

D. 免疫学方法　　　　　　　E. 用消毒针头挑出隧道盲端的虫体进行检查

(9)检查蠕形螨最常用的方法是(　　　)。

A. 活组织检查法　　　　　　B. 挤压涂片法或透明胶纸粘贴法

C. 血液涂片法　　　　　　　D. 粪便涂片法

E. 免疫学方法

(10)某患者,男,34岁,工人。因阴部瘙痒1个月余就诊。发病以来,患者采取洗澡及更换沐浴液等措施均未见症状减轻。查体:阴部皮肤发红,有丘疹;阴毛上可见灰白色虫体,宽而短,形似蟹,直径为1.5~2.0 mm;于阴毛根部可见白色的虫卵,椭圆形,大小约0.8 mm×0.3 mm,镜检见其游离端有盖,上有气孔和小室。该患者体表寄生的虫体及该病的传播途径是(　　　)。

A. 人体虱,通过间接或直接接触传播

B. 耻阴虱,通过性接触传播

C. 蚤幼虫,蚤叮人吸血时注入病原体

D. 臭虫,臭虫体表鬃毛携带虫卵所致

E. 白蛉幼虫,白蛉叮人吸血时注入病原体

(二)第二阶段：病例讨论

病例1：

患者郭某,男,22岁,就读于某中医药大学,2010年4月6日晚开始出现心慌,4月7日至某中医药大学第一附属医院门诊就诊,4月9日15时入心内科住院治疗,患者出现发热,最高体温为39.4 ℃。4月10日17：00,因血小板减少怀疑血液病而转入血液内科治疗。患者主要临床表现为发热(弛张热),最高体温为39.4 ℃,伴心慌、乏力、结膜充血、颈红、胸红、双下肢分布散在的针尖样出血点。临床血常规检查结果显示白细胞和血小板降低,少量心包积液,肝、肾功能正常,未出现少尿期和多尿期等临床表现。4月13日患者第1份血标本出血热抗体检测结果呈阳性(1：80),登革热抗体可疑阳性。4月16日患者第2份血标本进行核实检测,结果出血热抗体仍为阳性,但抗体滴度无明显变化,登革热抗体IgM为阳性,IgG为阴性,第3份血标本抗体检测结果与第2份标本检测结果相同。省疾病预防控制中心登革热抗体检测结果与市疾病预防控制中心检测结果亦相同。

讨论：

请结合致病机制详细分析该病例的病程及各项检查指标。该患者所患何病,如何治疗与预防感染?

病例 2：

患者高某，男，32 岁，已婚。因右眼睑奇痒 4 天，发现小虫 1 天就诊。其配偶阴毛有相同形状的虫体和虫卵。检查：视力右 1.5，左 1.5，右上睑睫毛根部有 20 个 1 mm×0.5 mm 大小的灰白色长椭圆形颗粒；睑缘中央偏外侧睫毛根部可见 3 个，下睑缘相应部位可见 1 个 1.5 mm×1 mm 大小的蟹状虫体。裂隙灯下见蟹状虫体头部钻入睫毛毛囊内，尾部有黑红色粪便，裂隙灯光照 3 min 蟹状物开始爬动。睑缘皮肤及睑结膜均轻度充血，无乳头及滤泡，眼部其他检查未见异常，左眼正常。全身检查：头发、眉毛、胡须及腋毛均未见改变，阴毛根部有大量与睫毛根相同的虫卵和虫体附着。

讨论：

请结合致病机制详细分析该病例的病程及各项检查指标。该患者所患何病，如何治疗与预防感染？

病例 3：

患者，女，54 岁，农民，因"发热 6 天，腹股沟淋巴结肿大 4 天"入院。患者 6 天前无明显诱因出现发热，伴头痛，无咳嗽、咳痰，无腹痛、腰痛，无恶心、呕吐，无尿频、尿痛。在当地卫生室诊断为"上呼吸道感染"，2 天后双侧腹股沟出现淋巴结肿大，考虑"急性淋巴结炎"，予青霉素静脉滴注治疗后无好转。到上级医院妇科就诊，彩超示宫颈囊肿，考虑"妇科炎症"，应用替硝唑静脉滴注 2 天仍发热后至本院就诊。患者既往健康，无肝炎、结核病史。入院查体：体温 38.9 ℃，皮肤黏膜无水肿、黄染、球结膜无充血、水肿。双侧腹股沟触及数个肿大淋巴结，最大的有 2.0 cm ×1.0 cm，表面光滑，活动，压痛。心肺（一）。腹软，无压痛及反跳痛，肝脾肋下未触及，肝肾区无叩痛。脊柱四肢（一）。入院后实验室检查示白细胞计数 4.9× 10^9 / L，中性粒细胞比例 56%，血红蛋白 112 g/L，血小板 102 × 10^9 / L。丙氨酸氨基转移酶 193.3 U/L，天冬氨酸氨基转移酶 107.4 U/L，碱性磷酸酶 222.8 U/L，γ-谷氨酰转移酶 181 U/L，总胆红素 15.20 μmol/L，直接胆红素 5.40 μmol/L。尿素氮 4.49 mmol/L，肌酐 242.3 μmol/L。乙肝五项均阴性。尿常规正常，心电图正常。彩超示轻度脾大，双侧腹股沟淋巴结肿大，宫颈囊肿。考虑患者出现肝功能异常及轻度脾大，已经不能以妇科炎症、急性淋巴结炎解释，应重新考虑诊断。发热同时伴转氨酶升高、脾大、淋巴结肿大，与以下疾病鉴别：急性病毒性肝炎、伤寒、钩端螺旋体病。经过鉴别，以上疾病的诊断均无证据支持，再次查体时发现患者会阴部有一焦痂，呈长椭圆形，1.0 cm×0.6 cm，周围有红晕。

讨论：

请结合致病机制详细分析该病例的病程及各项检查指标。该患者所患何病，如何治疗与预防感染？

病例 4：

患儿许某，女，11 岁，全身皮肤瘙痒 1 个月余，夜间尤甚，遇热加重，指缝、腹部、腋窝见散在分布的红色丘疹、丘疱疹。便调，纳眠可。许某同学及许某奶奶有类似瘙痒。患儿舌红，苔黄腻，脉滑数。

讨论：

请结合致病机制详细分析该病例的病程及各项检查指标。该患儿所患何病，如何治疗与预防感染？

三、形成性评价

（1）传播流行性乙型脑炎的主要蚊媒是（　　　）。

A. 中华按蚊 　　　　　　B. 三带喙库蚊 　　　　　　C. 淡色库蚊

D. 白纹伊蚊 　　　　　　E. 致倦库蚊

（2）节肢动物对人类危害最严重的是（　　　）。

A. 刺叮吸血   B. 直接寄生人体内   C. 作为传病媒介

D. 毒害   E. 作为过敏原

(3)下列哪项不属于生物防制的范围?(　　　)

A. 利用致病性生物使媒介昆虫致病而死亡

B. 利用生物的代谢产物以防制害虫

C. 利用某些残食性幼虫吞食吸血蚊类的幼虫

D. 利用生物染色体易位的方法致使媒介昆虫发生畸变

E. 利用捕食性生物捕食自然界的媒介昆虫

(4)下列哪一种疾病不是由蜱传播的?(　　　)

A. 乙型脑炎   B. 森林脑炎   C. 回归热

D. 莱姆病   E. 克里米亚-刚果出血热

(5)危害人体健康的节肢动物主要属于(　　　)。

A. 昆虫纲、唇足纲   B. 蛛形纲、昆虫纲   C. 蛛形纲、甲壳纲

D. 甲壳纲、昆虫纲   E. 蛛形纲、唇足纲

(6)下列医学节肢动物均属昆虫纲,但(　　　)除外。

A. 白蛉   B. 蝇   C. 蚤

D. 虱   E. 全沟蜱

(7)口器为舐吸式的昆虫是(　　　)。

A. 蝇   B. 蟑螂   C. 蚊

D. 白蛉   E. 蚤

(8)引起过敏性哮喘的蜱螨类是(　　　)。

A. 全沟硬蜱幼虫   B. 蠕形螨   C. 疥螨

D. 尘螨   E. 恙螨

(9)目前对病媒节肢动物综合防制中常用的防制方法是(　　　)。

A. 环境防制   B. 化学防制   C. 生物防制

D. 遗传防制   E. 法规防制

(10)对于蠕形螨的致病作用,目前普遍认为是(　　　)。

A. 无致病作用   B. 致病力较强   C. 致病力较弱

D. 条件致病   E. 非条件致病

(邓胜群)

扫码看答案

第六篇 寄生虫病的实验室诊断

第十七章 寄生虫染色液的制备

一、卢戈碘液

1. 配方 碘化钾 10 g,碘 5 g,蒸馏水 100 ml。

2. 配法 将碘化钾加入蒸馏水中,搅拌使之溶解后加入 5 g 碘,继续搅拌直至饱和,置于棕色玻璃瓶中避光保存,分装后使用。

此染色液适用于原虫包囊的染色,也可在汞碘醛离心沉淀法中,与汞醛液(1/1000 硫柳汞酊 200 ml,40％甲醛 25 ml,甘油 50 ml,蒸馏水 200 ml)以(15～16)∶1 的比例混合使用。

二、铁苏木精染色液

1. 配方

(1)甲液:苏木精 1 g,95％乙醇 100 ml,置光下 1 周后过滤。

(2)乙液:硫酸铁铵 1 g,硫酸亚铁铵 1 g,盐酸 1 ml,蒸馏水 97 ml。

(3)褪色液:苦味酸 25 ml,蒸馏水 25 ml。

2. 配法 染色前 4 h 将甲液和乙液各 25 ml 混合,配制成应用染色液。

此染色液适用于阿米巴、蓝氏贾第鞭毛虫等原虫的永久性染色。

三、哈氏苏木精染色液

1. 配方 苏木精 1 g,95％乙醇或 100％乙醇 10 ml,铵(或钾)明矾 20 g,蒸馏水 200 ml,氧化汞 0.6 g 等。

2. 配法 先将苏木精和乙醇置烧杯中煮沸几分钟,直至苏木精完全溶于乙醇,制成甲液;再将铵(或钾)明矾研碎,与蒸馏水一起置于另一烧杯中,微火使溶液沸腾 20 min,制成乙液;将甲液徐徐滴入正在沸腾的乙液中,滴加完成后撤去火焰,加入氧化汞,注意添加速度要慢,否则染色液易沸出。再煮沸 3～4 min,然后将烧杯置于冷水中快速冷却,第二天将多余的氧化汞过滤后,储存于棕色瓶中备用。使用前每毫升染色液中添 1 ml 乙酸(添加后 pH 在 2～2.3),对核着色效果更好。

此染色液适用于原虫、蠕虫和中小型昆虫的染色,虫体内胞核与胞质的分界比较清晰,内部构造的着色效果也较好。

四、金胺-酚染色液

配方及配法如下。

(1)甲液(1 g/L 金胺-酚染色液):0.1 g 金胺,5 g 石炭酸,溶于 100 ml 蒸馏水中。

(2)乙液(3％盐酸乙醇):盐酸 3 ml,混合于 97 ml 95％乙醇中。

(3)丙液(5 g/L 高锰酸钾溶液):高锰酸钾 0.5 g,溶于 100 ml 蒸馏水中。

此染色液适用于隐孢子虫卵囊的染色。

五、改良抗酸染色液

配方及配法如下。

(1)甲液(石炭酸复红染色液):酸性复红 4 g,95％乙醇 20 ml,石炭酸 8 ml,蒸馏水 100 ml。

(2)乙液(10％硫酸溶液):浓硫酸 10 ml 缓缓加入 90 ml 蒸馏水中,注意边搅拌边缓慢加入。

(3)丙液(20 g/L 孔雀绿液):孔雀绿 0.2 g 溶于 100 ml 蒸馏水中。

此染色液适用于隐孢子虫卵囊的染色,也常用于金胺-酚改良抗酸染色法中,对经过金胺-酚染色的标本进行复染。

六、吉氏染色液

1.配方 吉氏染粉 1 g,甲醇 50 ml,中性甘油 50 ml。

2.配法 往研钵中的吉氏染粉中加入少量甘油,充分研磨(0.5 h 以上),研磨过程中继续加甘油,边加边磨,直至加毕。研磨后转入烧瓶内,置于 55～60 ℃恒温水浴,时时振摇使染剂全部溶解(约需 2 h)。冷却后加入甲醇,储存于棕色瓶中并塞紧瓶口,充分摇匀,置于 65 ℃温箱中 24 h 或室温下 1～3 周,过滤,即为原液。注意配制时须将染粉认真磨细、磨匀,原液内切不可有水滴入,装瓶后要密封保存。配制好的原液可保存很久,且放置时间越久,染色性能越好。

3.染色时配制临时工作液 用磷酸盐缓冲液(pH 6.8～7.2)对原液进行稀释,每 15～20 份磷酸盐缓冲液中加入 1 份原液,混匀后即可使用。

此染色液适用于弓形虫速殖子、疟原虫、阴道毛滴虫等原虫的染色,虫体染色效果稳定,色泽鲜明,可长时间保存。

七、瑞氏染色液

1.配方 瑞氏染粉 0.1～0.5 g,甲醇 97 ml,甘油 3 ml。

2.配法 在瑞氏染粉中加入甘油并充分研磨,再加入少量甲醇,研磨后倒入棕色瓶内,剩余的甲醇分几次冲洗研钵中的染色液并倒入瓶中,直至甲醇用完为止,充分摇匀,放置 1～2 周,过滤。急用时也应放置至少 24 h 再进行过滤。

该染色液适用于对原虫进行染色,一般多用于临时性检验。

八、乙醇硼砂卡红染色液

1.配方 4％硼砂水溶液 100 ml,卡红 1 g ,70％乙醇 100 ml。

2.配法 往硼砂水溶液中加入卡红,加热煮沸约 5 min,使卡红溶解,然后加入 70％乙醇,放置 2～4 h,过滤,即可使用。

此染色液适用于蠕虫成虫标本的染色,染色时间为 4～24 h,染成深红色后用盐酸乙醇分色成粉红色。

九、乙酸明矾卡红染色液

1.配方 铵(或钾)明矾 4 g,卡红 2 g,蒸馏水 50 ml,乙酸 5～10 ml。

2.配法 将铵(或钾)明矾溶于蒸馏水中,煮沸,加入卡红,继续煮沸,并用玻璃棒搅拌至卡红充分溶解。溶液冷却后倒入有色瓶中,置于阳光下暴晒 2～7 天,过滤,最后加入乙酸即可。使用时视虫体大小不同,染色时间可为数分钟至数小时。

此染色液适用于吸虫、绦虫的染色,由于着色力强、颜色鲜艳,染色效果甚佳。

(傅晓茵)

第十八章　寄生虫培养基的制备

一、溶组织内阿米巴

（一）常规培养

1. 人工培养基

1）洛克营养琼脂血清培养基

（1）固体部分：牛肉浸膏 3 g，蛋白胨 5 g，琼脂 15 g 等。

（2）液体部分（洛克液 1000 ml）：氯化钠 8 g，氯化钾 0.2 g，氯化钙 0.01 g，氯化镁 0.01 g，磷酸氢二钠 2 g，磷酸二氢钾 0.3 g，蒸馏水 1000 ml 等。

（3）配制方法：先配制洛克液 2000 ml，注意氯化钙与氯化镁另装小瓶，分别高压灭菌（压力 0.103 MPa，20 min）后冷却，再混合在一起，以免发生沉淀。取 1000 ml 洛克液加入固体部分，置沸水浴中 2～3 h，使固体完全溶解，若有残渣可用纱布过滤除去，趁热分装于试管内，每管 4～5 ml，高压灭菌后制成斜面，冷却后放冰箱中备用。接种前，每管加洛克液 4.5 ml、灭活血清 0.5 ml 和米粉 20 mg（大米置研钵中，研成细末，再加水细研，烘干后分装于小瓶内，180 ℃烤箱消毒 3 次）。为控制细菌繁殖，可加青霉素 2000 U、链霉素 2 mg。

2）洛克液鸡蛋血清培养基

（1）洛克液（1000 ml）：氯化钠 8 g，氯化钾 0.2 g，氯化钙 0.01 g，氯化镁 0.01 g，磷酸氢二钠 2 g，磷酸二氢钾 0.3 g，蒸馏水 1000 ml 等。

（2）培养成分：洛克液 70 ml，灭活血清（每管加 0.5 ml），米粉（每管加 20 mg），鸡蛋 4 个。

（3）配制方法：先配制洛克液 1000 ml，并经 55.1 kPa 高压灭菌 20 min。鸡蛋用肥皂水刷洗干净，用 70%乙醇消毒蛋壳，以灭菌玻璃棒敲破蛋壳，将蛋清、蛋黄装入有 70 ml 洛克液的三角烧瓶内，加玻璃珠充分振摇，使内容物混匀，然后分装于消毒试管内，每管 5 ml，塞紧管口，斜置（倾斜30°），加温 3 次（第一次 70 ℃，第二次 80 ℃，第三次 85 ℃，每次 1 h，每天 1 次），每次消毒冷却后均置于冰箱内冷藏。接种前每管加洛克液 4.5 ml，马血清 0.5 ml，无菌米粉 20 mg，青霉素、链霉素各 1000 U/ml。

2. 培养方法

（1）取材及注意事项：以粪便、肝穿刺物、肠黏膜或其他病变组织作为培养材料。注意材料要新鲜，粪便不能与尿液、化学药品等混合，脓血便最好在 15 min 内接种，成形便可在 1～2 天接种。

（2）接种与培养：取黏液脓血便、肝穿刺物或稀便 0.5 ml，或黄豆大小的成形便，直接接种至试管内并与培养液混匀；或将粪便自然沉淀后，取沉淀物 0.5 ml 接种至试管内。置试管于 37 ℃温箱中培养，分别于 24 h、48 h 和 72 h 后取培养液中混浊部分涂片镜检滋养体。

（二）有菌培养

1. 培养基

（1）琼脂斜面：琼脂 15 g，氯化钠 7.5 g，溶于 1000 ml 蒸馏水中，取 1.5～2 ml 盐水琼脂置于 6 ml 培养管中高压灭菌（103.4 kPa，15 min），冷却至 75 ℃左右倾放形成斜面。

（2）红霉素溶液：取 70％乙醇 20 ml 于无菌容器中，加入 0.5 g 红霉素粉剂，溶解后在 4 ℃放置 2 h 以上，加灭菌水至 50 ml。

（3）米粉：米粉高压消毒（121 ℃，30 min）或 180 ℃干燥灭菌。

（4）BRS 溶液：①R 溶液工作液：NaCl 50 g、$(NH_4)_2SO_4$ 10 g、二水合柠檬酸 20 g、$MgSO_4\cdot7H_2O$ 0.5 g、KH_2PO_4 5 g、90％乳酸 4 ml，加水至 950 ml，调节 pH 至 7.0，最终调节容量至 1000 ml，分装后高压灭菌，制备成储存液。使用时将 100 ml 储存液加入 850 ml 蒸馏水，调节 pH 至 7.0，分装后高压灭菌。②BR 溶液：25 ml R 溶液工作液与 1 个克隆大肠杆菌，37 ℃振摇培养 48 h。③BRS 溶液：在 BR 溶液中加入等量血清（56 ℃ 30 min 灭活的牛或马血清），继续培养 24～48 h。

2. 培养方法 在含有琼脂斜面的 6 ml 带螺旋盖的培养管中加入 10 mg 米粉、120 μl 红霉素液和足够量的能遮盖斜面的邻苯二甲酸氢钾（50 mmol，pH 6.3，高压灭菌 20 min）和 BRS 溶液 4∶1 混合液，加入约 50 mg 粪便，混匀。37 ℃培养 24 h，倾去培养上清液，再加入适量 4∶1 混合液、少量米粉和 60 μl 红霉素液。37 ℃再培养 48 h 后，取米粉与粪渣混合物 1 滴，碘液染色或直接观察有无滋养体。若结果呈阴性，再加入米粉，继续培养 24 h。若有虫体，可将少量培养混合液转入新鲜培养基中继续转种培养。

（三）无菌培养

无菌培养主要用于溶组织内阿米巴的克隆培养，是在有菌培养的基础上，将虫体转种至无菌培养基中，使其逐渐转为无菌培养，并进一步克隆化。由于虫体对培养基的要求甚高，难度较大，一般不用于临床检验。

二、杜氏利什曼原虫培养

1. 前鞭毛体培养

（1）常用培养基：三恩（Novy-McNeal-Nicolle）培养基。

（2）培养基配制：琼脂 1.4 g，氯化钠 0.6 g，加蒸馏水 900 ml，加热充分溶解后分装于培养管内，每管 3～5 ml，用棉塞紧塞管口，103 kPa 高压灭菌 20 min，自然冷却至 48 ℃时，每管加入新鲜无菌脱纤维蛋白兔血，混匀后斜置冷却成斜面。每管加入洛克液 0.2～0.3 ml，使斜面上有一薄水层，置 37 ℃温箱中培养 24 h，证明无菌后即可应用，4 ℃冰箱储存备用，接种前加青霉素、链霉素。

（3）培养方法：无菌取患者骨髓、淋巴结或其他疑有黑热病病变的活组织穿刺液或皮肤组织，加少许洛克液，充分混匀后接种于上述培养基中，置于 22～25 ℃温箱中培养。每 2～3 天取少量培养液做涂片镜检或吉姆萨染色（简称吉氏染色）镜检，一旦发现有前鞭毛体，则应立即取数滴培养液转入新鲜培养基。若为阴性，应继续培养至 1 个月再报告结果。此法培养时间较长，但可提高检出率。

2. 无鞭毛体培养 杜氏利什曼原虫无鞭毛体寄生于哺乳动物的单核巨噬细胞内，可利用这类细胞进行体外培养，如可在巨噬细胞培养株 J774G8 内培养或直接在外周血分离的吞噬细胞内培养。无鞭毛体还可以生长在无细胞的培养基中。这种无鞭毛体可以被巨噬细胞迅速吞噬，并在巨噬细胞内分裂，可转化为前鞭毛体。一般培养基温度为 33 ℃，每 4 天转种 1 次。

三、阴道毛滴虫培养

1. 人工培养基

（1）肝-胨-糖培养基。成分：兔肝 15 g、蛋白胨 2 g、葡萄糖 0.5 g、蒸馏水 100 ml。剪碎兔肝，加 100 ml 蒸馏水，混匀，置冰箱中冷浸，每天振摇 2 次。48 h 后取出冷浸液，加热煮沸 30 min，4 层纱布过滤，补足蒸发的水分，再过滤，得清亮的肝浸液。加入蛋白胨和葡萄糖，搅拌，完全溶解后调整 pH 至 5.7。分装于试管中，每管 5 ml，加棉塞。55.1 kPa 高压灭菌 20 min，冷却，至 37 ℃恒温箱中 24 h，证明无菌后，于 4 ℃冰箱内储存备用。临用时每管加灭活小牛血清 2 ml 及青霉素、链霉素少许。

（2）肝浸汤培养基。成分：兔肝 15 g，蛋白胨 2 g，氯化钠 0.5 g，半胱氨酸盐酸盐 0.2 g，麦芽糖 1 g，蒸馏水 100 ml。操作方法同（1）。

（3）大豆蛋白胨培养基。成分：大豆 2 g，蛋白胨 1 g，氯化钠 0.5 g，蒸馏水 100 ml。（或大豆 10 g，蛋白胨 6 g，氯化钠 2.4 g，蒸馏水 600 ml）。将大豆浸泡在温蒸馏水中，数小时至 24 h，待大豆膨胀去皮后，加热煮烂，以蒸馏水补足蒸发失去的水分，滤纸过滤后调 pH 至 5.0。加入蛋白胨和氯化钠，加热至完全溶解，分装入试管，每管 5 ml，103 kPa 灭菌 15 min，置冰箱中储存备用。临用前每管加 7.5％葡萄糖液 0.5 ml，灭活小牛血清 1 ml，青霉素、链霉素各 1000～1500 U/ml。

2. 接种与培养 以无菌棉拭子从阴道壁及阴道后穹隆处取阴道分泌物，或前列腺液 1～2 ml 或尿液 2～3 ml，放于灭菌离心管内离心，取沉淀物接种至上述培养基内，37 ℃恒温箱中孵育 24～48 h，吸取管内沉淀物镜检滋养体。

四、疟原虫的培养

疟原虫的培养比较复杂，需要人红细胞和人血清，同时还需要氧气、二氧化碳和氮气组成的混合气体（比例分别为 3％、4％和 93％）。应用最多的基础培养液是 RPMI-1640。下面简单介绍红内期疟原虫的体外培养。

1. 健康红细胞和血清的来源 取新鲜的抗凝全血，离心，使红细胞和血清分离。红细胞用基础培养液 RPMI-1640 洗涤 3 次后，悬浮在含等量 10％人血清的 RPMI-1640 中，4 ℃保存，可使用 2～3 周。血清分装于小瓶内，－20 ℃保存。

2. RPMI-1640 完全培养液的制备 将 RPMI-1640 培养液或粉末培养基溶解、过滤、灭菌后，加入 HEPES 和谷胱甘肽，使其终浓度分别为 25 mmol/L 和 0.6％。

3. 培养方法 取含疟原虫的患者血液、原有的培养物或低温保存的虫种，用 RPMI-1640 洗涤 2 次后，加入含 15％人血清的 RPMI-1640 完全培养液，成为 0.2％～0.4％的悬浮液。取悬浮液 8 ml 置于 70 ml 无菌细胞培养瓶内，加入健康红细胞，成为 3％～5％红细胞悬浮液，再充入上述混合气体，密封瓶盖，置于 37 ℃培养箱内培养。

4. 培养技术

（1）红细胞和血清。用患者血进行培养时，宜采用同血型人红细胞和血清；用保种动物夜猴血进行培养时，则应采用 AB 型或 B 型人红细胞和血清。用兔或绵羊血清代替人血清也可取得较好的培养结果。

（2）换液。至少每 24 h 换液 1 次。换液时尽量不晃动沉淀的细胞层，不触及红细胞，吸去旧培养液，再加入等量新鲜的含 15％人血清的 RPMI-1640 完全培养液 37 ℃继续培养。

（3）收集培养物。通常 4～6 天收集 1 次培养物，用于实验研究或低温保存。

（4）抗生素的使用。培养液中一般不加抗生素。如有污染，可加庆大霉素 50 mg/L。青霉素和链霉素因对疟原虫有抑制作用而不能使用。

五、猪囊尾蚴的培养

1. 胆汁的制备 取新鲜的猪或牛胆汁加入无菌生理盐水，二者的比例为 2∶3。

2. 培养基 采用 RPMI-1640 或 M199 培养液。

3. 培养方法 剥离肌肉中的囊尾蚴，手指轻压头节部位，使头节易于孵出。将囊尾蚴移入配制的胆汁中，置于 42 ℃温箱内，1 h 后囊尾蚴头节开始伸出，3 h 后约 90％的头节伸出，并可见头节不时蠕动。将孵出的囊尾蚴立即放入生理盐水中洗涤 4 次或 5 次，再用生理盐水培养 2～4 h，最后移入培养基中培养。每 24 h 更换 1 次培养基。

六、血吸虫成虫的培养

1. 培养基的组分

(1)灭活小牛血清:小牛血清 56 ℃加热 30 min 灭活。

(2)小白鼠红细胞悬浮液:用 Tyrode 液(Tyrode 液的组分:氯化钠 8.0 g,氯化钾 0.2 g、碳酸氢钠 1 g,蒸馏水 500.0 ml。)洗涤离心小白鼠抗凝血 3 次,弃去上清液,加入与红细胞等体积的 Tyrode 液并混匀。

2. 培养基的制备　小牛血清与 Tyrode 液以 1∶3 混合,每 100 ml 中加入小白鼠红细胞悬浮液 10 滴、青霉素 100 U/ml 和链霉素 100 mg/L。

3. 培养方法　收集血吸虫成虫,选择活泼无损的合抱虫体移入装有 5 ml 培养基的青霉素瓶内,每瓶装 1 对虫体,置于 38 ℃培养箱内培养。每天观察培养情况,每周更换 1 次培养基。

成虫可存活 3～6 个月,雌、雄虫能交配、产卵,虫卵可发育至成熟毛蚴,产卵高峰在培养后第 2～3 天。

(王卫群)

主要参考文献

［1］　夏超明,彭鸿娟.人体寄生虫学［M］.北京:中国医药科技出版社,2016.

［2］　周怀瑜,刘登宇,彭鸿娟.人体寄生虫学彩色图谱［M］.西安:西安交通大学出版社,2017.

［3］　李朝品,程彦斌.人体寄生虫学实验指导［M］.3版.北京:人民卫生出版社,2018.

［4］　梁韶晖.医学寄生虫学［M］.2版.北京:高等教育出版社,2022.

［5］　黄慧聪.医学寄生虫学实验指导［M］.北京:高等教育出版社,2022.

［6］　诸欣平,苏川.人体寄生虫学［M］.9版.北京:人民卫生出版社,2018.

［7］　吴观陵.人体寄生虫学［M］.3版.北京:人民卫生出版社,2005.

Note